# 오늘부터 1일

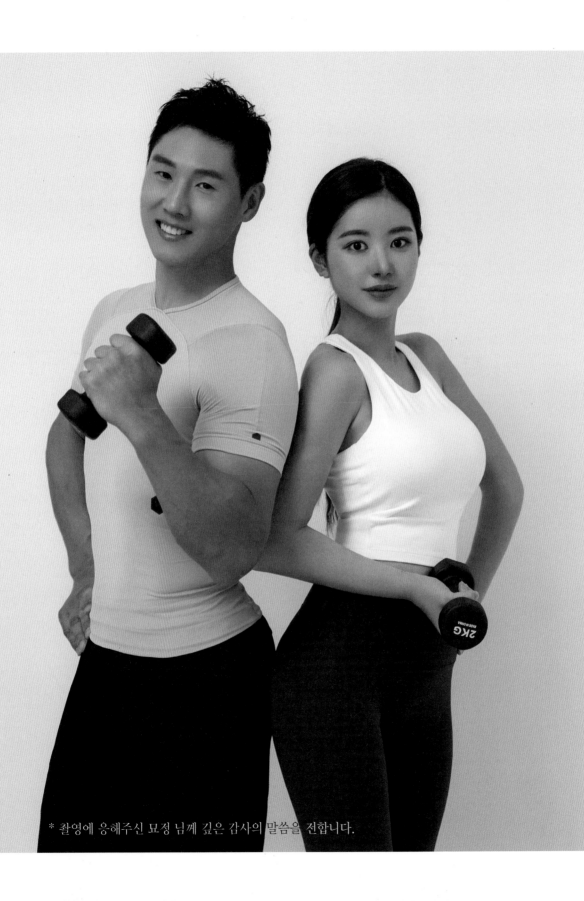

* 촬영에 응해주신 묘정 님께 깊은 감사의 말씀을 전합니다.

## 하루 20분, 매일 달라지는 몸매를 만나보세요

자기 관리가 경쟁력이 되는 시대입니다. 인터넷에 '다이어트'만 검색해도 수백 가지의 운동법을 볼 수 있죠. 여러분은 그 수많은 운동법 중 '제대로 된 운동법'을 골라낼 수 있나요? 가끔 "나도 이거 따라 해서 효과 봤다"는 체험 수기가 올라오는 운동법들도 있어요. 하지만 잠깐 관심을 얻고 사라지는 것들이 대부분입니다. 일시적으로 살을 뺄 수는 있어도 유지하지는 못하기 때문이죠. 오히려 잘못된 운동법으로 부상을 입을 수도 있습니다.

체중 감량에 성공하고 오랫동안 유지하는 비결은 단 하나, '기본'에 충실하는 것입니다. 다이어트용으로 개발됐다는 특별한 운동법들은 필요 없어요. 기본으로 돌아가 근력운동과 유산소운동을 효율적으로 조합해 꾸준히 운동하는 것이 정답입니다. 운동을 꾸준히 하라는 것이 부담스러울 수도 있을 겁니다. 그러나 그 '꾸준히'가 하루 20분이라면 어떨까요? 하루 20분은 누구나 마음만 먹으면 쉽게 낼 수 있는 시간입니다. 핸드폰이나 TV 보며 지낼 20분을 아껴, 하루에 딱 1가지 프로그램을 따라 하는 데 투자해보세요. 보기 싫었던 군살이 쏙 빠지고, 날이 갈수록 보디라인은 매끈하고 탄력이 생길 거예요.

하루 20분 운동으로 어떻게 가능하냐고요? 이 책에 제가 선수와 지도자, 트레이너로 20년 넘게 활동하는 동안 쌓은 노하우를 모두 담아냈습니다. 짧은 시간이라도 동작을 적절히 배치하고 강도를 조절하면 체지방을 연소시키고, 각 부위를 균형 있게 자극해 이상적인 보디라인을 만들 수 있습니다. 이 프로그램들은 제가 담당했던 수많은 연예인들의 몸매로 검증된 프로그램이기도 합니다.

평생 요요 현상 겪지 않고 먹고 싶은 것 자유롭게 먹으며 사는 방법은 어렵지 않아요. 하루 20분 운동으로 매일 달라지는 몸매를 만날 수 있습니다. 날마다 더 건강하고 예뻐질 거예요. 여러분은 그저 〈오늘부터 1일〉 책을 펴고 하루 20분씩 따라 하기만 하면 됩니다.

트레이너 김지훈

# CONTENTS

PART **2** **체지방 태우고
기초대사량 높이는 실전 프로그램**

**STEP 1** 1~2주차 초급 프로그램

# PART 2

## STEP 2  3~4주차 중급 프로그램

# PART 2

## STEP 3  5~6주차 고급 프로그램

# PART 1

운동을
시작하기 전에

'다이어트'를 입에 달고 살지만 제대로
성공해본 적이 없거나 성공했더라도 금방 요요가
온다면 내 다이어트 방법이 어디부터 잘못되었는지
처음부터 다시 짚어봐야 한다. 이 파트에서는 체중 감량
에 성공하고 유지하기 위해 꼭 알아야 할 정보와 운동
하기 전 알아둬야 할 팁과 준비물, 다이어트에
대한 잘못된 오해에 대해 알아본다.

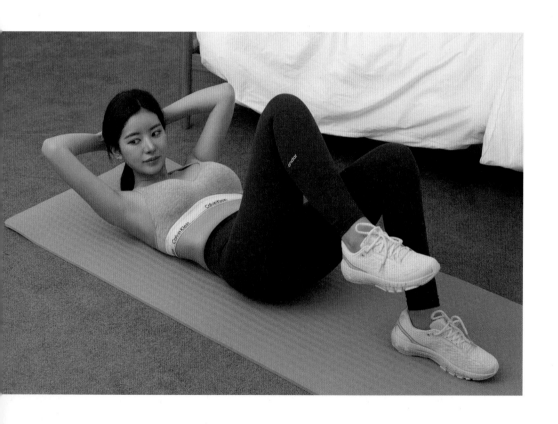

# 매번 다이어트에
# 실패하는 이유

## 굶는 다이어트의 끝은 요요

많은 여자들이 하루걸러 하루씩 다이어트를 결심한다. 이유는 다양하다. 어제 본 예쁜 옷 때문일 수도 있고, 건강을 위해서일 수도 있다.

그렇다면 다이어트를 결심한 사람들이 가장 먼저 시도하는 방법은 무엇일까? 바로 '굶 기'다. 따로 시간을 내지 않아도 되고 돈도 들지 않는다. 아침은 달걀 한 개, 점심은 고 구마 한 개, 저녁은 생략. 아예 며칠을 통째 굶는 경우도 있다. 극단적으로 음식 섭취를 줄이니 체중계 눈금은 점점 아래로 내려간다. 거울에 비춰진 내 모습이 꽤 만족스럽다. 살 빼는 데 성공한 것 같다. 그러나 이것은 크나큰 착각이다.

처음 한두 번쯤은 굶는 방법을 써서 다이어트에 성공할 수 있다. 굶어서 살을 빼본 사람 들은 쉽고 빠른 방법으로 효과를 봤으니 다음에도 굶어서 빼면 되겠지 생각한다. 그리고 그 후는? 그간 혹사 당한 몸의 복수가 시작된다.

우리 몸은 생존하기 위해 부지런히 움직인다. 장기와 근육으로 끊임없이 영양소를 보내 생리적인 기능을 유지하고, 활동하는 데 필요한 에너지를 만든다. 그렇기 때문에 영양소를 공급해주는 음식물 섭취는 필수다.

하지만 다이어트를 위해 식사량을 극단적으로 줄이거나 굶기 시작하면 이야기가 달라진다. 식사량이 비정상적으로 줄어들면 우리 몸은 음식물 속에서 생존에 유리한 지방을 더 많이 흡수하기 시작한다. 그리고 최소한의 에너지로 살 수 있도록 절전모드로 들어간다. 이때 에너지 소모가 큰 근육은 사치다. 큰 근육을 구성하고 있는 단백질을 에너지원으로 쓰기 시작한다. 말로만 듣던 '근 손실'이다. 근 손실이 일어나 근육이 사라진 자리는 지방이 재빠르게 차지한다.

근육이 빠지고 지방만 가득해지면 기초대사량도 점점 더 떨어진다. 이젠 점점 더 적게 먹거나 아예 먹지 않아야 체중이 유지된다. 일상이 무기력해지는 것은 물론 심할 경우 탈모까지 온다. 요요는 예견된 일이다. 이 악순환을 끊을 수 있는 방법은 단 하나, 지방을 다시 근육으로 바꾸는 것이다.


## 유산소운동만 하면 요요는 피할 수 없다

사람들은 보통 다이어트를 시작하면 식사조절과 함께 유산소운동을 시작한다. 평소 먹던 것보다 적게 먹고 걷기나 달리기 같은 운동을 하면 다이어트 초반에는 살이 잘 빠지는 편이다. 하지만 시간이 지날수록 체중계의 눈금은 더 이상 아래로 내려가지 않는다. 특히 체중 감량에 성공한 뒤 식사조절과 운동을 중단하면 애써 뺐던 살이 다시 찌는 경우도 많다.

열심히 운동했는데 다이어트에 실패하는 이유는 무엇일까? 기초대사량을 올려주는 무산소운동을 빠뜨렸기 때문이다.

유산소운동과 무산소운동은 에너지원을 만들 때 산소의 비중이 얼마나 되느냐에 따라 구분된다. 유산소운동은 활동에 필요한 에너지를 산소와 지방을 이용해 추가적으로 만들어내는 방식이다. 우리가 일상적으로 움직이거나 러닝, 수영 등 5분 이상 지속적으로 움직이는 활동들은 대부분 유산소운동이다.

단거리 달리기, 제자리 점프 등 무산소운동처럼 순간적으로 몸을 움직일 때는 근육 내 저장된 에너지를 바로 사용한다. 산소를 통해 에너지원을 만들어내지 않기 때문에 무산소운동이라고 부른다. 1~2분 이내 무거운 기구를 들어 올리거나 스쿼트처럼 부하가 걸리는 자세에서 동작을 멈추는 근력운동(Weight Training)들이 무산소운동에 해당된다.

두 운동은 장점이 서로 다르다. 유산소운동은 산소를 이용해 지방을 에너지원으로 전환하기 때문에 체지방을 연소하는 효과가 크다. 뿐만 아니라 몸속 여러 신체기관에 많은 양의 산소를 공급해 심장과 폐의 기능을 향상시킨다. 심폐 기능이 향상되면 신진대사가 원활해져 심장에서 박출하는 혈액의 양, 즉 심박출량을 증가시켜 쉽게 지치지 않고 오랜 시간 동안 활동할 수 있다. 이리신 같은 몸에 이로운 호르몬들이 분비돼 스트레스를 해소하기도 한다.

무산소운동은 근육에 미세한 자극을 줘 손상을 입힌 다음 회복되는 과정에서 근육을 강화하는 운동이다. 덤벨이나 바벨 등 무거운 것을 드는 저항운동을 하는 것도 그래야 근육에 미세한 손상을 줄 수 있기 때문이다. 보통 근육이 회복하는 과정에서 3일 정도 근육통을 느끼는데 이 과정이 지나면 운동한 부위가 탄탄해진 것을 느낄 수 있다. 근력운동은 근육을 단련하고 성장시켜 운동 능력과 기초대사량을 높여준다.

다이어트에 성공하려면 이 두 가지 운동을 적절하게 병행해야 한다. 유산소운동으로 보기 싫은 체지방을 없애고 무산소운동으로 근육을 예쁘게 다듬어야 한다. 특히 근력운동으로 기초대사량을 높이는 것이 관건이다. 그래야 다이어트 후 일반식을 해도 다시 살이 찌지 않는다.


## 매년 우리 몸의 기초대사량은 1%씩 떨어진다

성인 몸무게의 절반을 차지하는 근육은 쓰임새가 아주 많다. 체온의 40% 이상을 생산하고 인체 장기들이 제 기능을 할 수 있도록 에너지를 공급한다. 이 과정에서 근육은 기초대사량의 40%에 달하는 엄청난 에너지를 소모한다.

근육은 태어난 후 급격하게 발달하다가 25~30세쯤 정점을 찍고 그 이후부터 노화로 퇴화된다. 일반적인 근육량은 해마다 1%씩 감소하는데, 근육이 소모하는 에너지가 많다보니 근육 1%가 줄면 기초대사량 1%도 함께 떨어진다.

평균 성인 여성의 1일 기초대사량의 1,200~1,300kcal 정도로, 그중 1%는 120~140kcal다. 이는 밥 반 공기에 해당하는 열량이다. 매년 같은 몸무게를 유지하려면 한 살 더 먹을 때마다 매일 밥 반 공기씩을 덜 먹어야 한다. 매년 기초대사량이 1%씩 떨어지는 것을 고려하지 않은 채 같은 양을 먹고, 같은 시간 움직이면 나이가 들수록 점점 살이 찔 수밖에 없다.

건강 측면에서도 좋지 않다. 기초대사량은 생명을 유지하는 데 반드시 필요한 최소한의

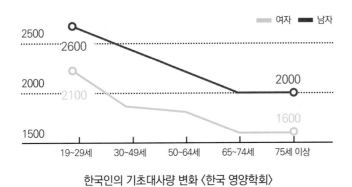

한국인의 기초대사량 변화 〈한국 영양학회〉

활동에 사용된다. 근육량이 떨어져 기초대사량이 떨어지면 인체의 주요 기능도 함께 떨어질 수밖에 없다. 고지혈증과 당뇨병 각종 성인병 등이 발생하기 쉽고, 퇴화된 근육이 관절을 잡아주지 못하면서 관절염이나 오십견의 발병율도 늘어난다.

매년 떨어지는 기초대사량을 유지하는 방법은 하나뿐이다. 근육을 강화시키는 근력운동을 하는 것이다. 일주일에 최소 2~3회 이상 꾸준히 근력운동을 하면 우리 몸속 근육은 더 이상 줄어들지 않는다. 나이가 들수록 기초대사량이 떨어지는 것도 막을 수 있다.

## 평생 살찌지 않는 다이어트 방법은 따로 있다

### 근력운동으로 기초대사량을 높여라

다이어트에 성공하는 비법은 기초대사량을 높이는 데 있다. 기초대사량이란 체온 유지나 호흡, 심장박동 등 생명을 유지하는 데 필요한 최소한의 에너지(열량)를 말한다. 기초대사량은 우리 몸속 뼈, 장기, 근육 등 대사작용에 기여하는 조직들과 밀접한 관련이 있는데 이 조직들이 활성화되거나 강화될수록 기초대사량이 높아진다. 하지만 뼈나 장기는 무게도 잘 변하지 않을 뿐더러 단련하기도 힘든 조직이다. 그렇기 때문에 우리는 운동을 통해 얼마든지 단련이 가능한 '근육'에 집중해야 한다.

운동으로 만든 근육들은 기초대사량을 올려주고, 기초대사량이 올라간 신체는 불필요한 지방을 에너지원으로 소모하기 때문에 더 이상 살이 찌지 않는다. 식습관에만 조금 더 신경 쓴다면 오히려 살이 빠지기 시작한다.

근육은 만드는 것도 중요하지만 유지하는 것도 중요하다. 특히 테스토스테론 수치가 낮

근력운동 ⟶ 근육량 증가·기초대사량 증가 ↑ ⟶ 체지방 연소 ↑ ⟶ 체중 감량

아 남성보다 근육이 잘 붙지 않는 여성의 신체 특성상 꾸준한 운동만이 답이다.

운동을 중단하게 되면 2주까지는 근육량이 유지된다. 2주 후부터는 점차 근육량이 줄기 시작하고, 보통 8주가 지나면 운동을 하지 않았던 때의 몸으로 돌아간다. 그나마 다행인 것은 근육은 기억 능력을 가지고 있다는 것이다. 잠깐 쉬었더라도 다시 운동을 시작하면 처음 운동할 때보다는 빠르게 근육이 형성된다. 물론 가장 좋은 방법은 짧은 시간이라도 꾸준히 근력운동을 실시해 근육량과 기초대사량을 유지하는 것이다.


## 활동대사량까지 채워야 평생 살찌지 않는다

우리가 하루 생활하는 데 필요한 에너지는 기초대사량뿐만이 아니다. 기초대사량이 생명을 유지하는 데 필요한 최소한의 에너지라고 하면, 일상생활하며 몸을 움직이는 데 필요한 에너지도 있다. 이것을 '활동대사량'이라고 한다. 그리고 이 두 대사량을 합쳐 '1일 대사량'이라고 부른다.

다이어트를 할 때는 활동대사량도 신경 써야 한다. 식이요법을 잘 지켜도 활동대사량을 고려하지 않아 다이어트에 실패하는 경우도 꽤 많다.

사실 스마트폰이 보급되기 전까지만 해도 활동대사량은 전혀 걱정할 필요가 없었다. 돈을 찾으려면 은행에 가야 했고, 장을 보려면 마트에 가서 필요한 제품들을 카트에 직접

> 1일 대사량 = 기초대사량 + 활동대사량

담아야 했다. 해야 할 일이 있다면 몸을 움직여야 해결할 수 있었으니 대부분의 사람들은 일상생활에서 어느 정도의 에너지를 소모했다. 하지만 지금은 앉은 자리에서 클릭 한 번으로 모든 것을 해결할 수 있는 시대다. 일부러 찾아가서 먹어야 했던 유명 맛집의 음식도 배달앱 터치 한 번이면 집으로 배달해준다. 시간도 아낄 수 있고 몸도 편하다. 하지만 거꾸로 생각하면 일부러 시간을 써서 움직이거나 운동하지 않으면 몸을 움직일 기회가 전혀 없다는 의미이기도 하다.

활동대사량은 높을수록 체중을 관리하는 데 유리하지만, 개인의 생활패턴에 따라 차이가 많이 난다. 특히 하루 종일 책상에 앉아 일을 하거나 공부하는 사람이라면 활동대사량이 거의 제로에 가깝기 때문에 운동으로 활동대사량을 소모해야 한다. 시간을 많이 할애하지 않아도 된다. 하루 20~30분 짧은 시간이라도 매일매일 운동을 하면 부족한 활동대사량을 채울 수 있다.

## 다이어트 중에는 얼마나 먹어야 할까

요요현상 없이 다이어트에 성공하려면 적절한 운동과 더불어 건강한 식습관을 가져야 한다. 흔히 다이어트 식이요법이라고 하면 샐러드만 먹는 저칼로리 식단을 떠올린다. 하지만 채소같이 열량이 적은 음식만 먹거나 먹는 양을 무조건 줄이는 것은 바람직하지 않다. 쉽게 살을 빼기 위해 끼니를 거르거나 최소 권장 섭취량에 못 미칠 정도로 적게 먹으면 오히려 살이 점점 더 찌는 체질로 바뀐다(p.13 '굶는 다이어트의 끝은 요요' 참고). 활동대사량도 개인마다 편차가 크기 때문에 꼭 고려해야 할 요소다. 체중을 건강하게 감량하고 오랫동안 유지하기 위해서 아래 공식에 따라 본인의 1일 권장 섭취량 구하고 다이어트 기간에 맞게 식이요법 계획을 세우는 것이 좋다.

### 여성의 기초대사량

> 655+(9.6×체중(kg))+(1.8×키(cm))−(4.7×만 나이)
> * 남성의 기초대사량은 66+(13.7×체중(kg))+(5×키(cm))−(6.8×만 나이)

### 활동대사량을 고려한 1일 권장 섭취량

| 활동량 | 1일 권장 섭취량 |
| --- | --- |
| 거의 앉아서 일함 | 기초대사량×1.2 |
| 적은 활동량 | 기초대사량×1.375 |
| 평균적인 활동량 | 기초대사량×1.55 |
| 많은 활동량 | 기초대사량×1.725 |
| 아주 많은 활동량 | 거의 기초대사량×1.9 |

> 예) 하루 종일 앉아서 일하는 키 164cm, 57kg의 만 28세 여성
>
> 기초대사량: 655+(9.6×57)+(1.8×164)−(4.7×28) =1,365.8kcal
> 1일 섭취 권장량: 1,365.8kcal×1.2 =1,638.96

체중 감량을 위해서라면 기초대사량보다는 많고 1일 권장 섭취량보다는 적게 섭취하는 것이 좋다. 좀 더 단기간에 살을 빼고 싶다면 기초대사량 수준에 식사량을 맞추면 된다. 기초대사량보다 적게 섭취하는 것은 근육량을 줄이고 건강을 해치니 절대 하지 말아야 한다. 다이어트가 끝나고 체중을 유지하는 기간이라면 1일 권장 섭취량 정도를 먹도록 한다.

## 단순 탄수화물을 줄이고 양질의 단백질을 먹어라

어떤 것을 먹어야 할지도 중요하다. 한 끼에 같은 500kcal를 먹더라도 빵 한 개 먹는 것과 잡곡밥에 고등어구이 1토막, 나물 1접시를 먹는 것은 우리 몸에 전혀 다른 영향을 끼친다. 같은 칼로리를 먹는다면 영양가 있는 식단으로 먹는다. 특히 운동을 병행하고 있을 때에는 신진대사가 올라가고 근육이 생성되고 있기 때문에 영양에 더 신경 쓰는 편이 좋다.

기본적으로 우리 몸의 대사작용은 탄수화물, 단백질, 지방 세 가지 영양소로 이루어진다. 1일 섭취량은 탄수화물 50%, 단백질 30%, 지방 20%로 구성하는 것이 가장 이상적이다. 특히 근육은 약 70%의 수분을 제외하면 24%의 단백질로 구성되어 있기 때문에 근육을 형성하는 기간 동안은 단백질 섭취량이 부족하지 않도록 신경 써야 한다.

섭취 비율만큼이나 식품의 종류도 중요하다. 같은 지방을 섭취하더라도 삼겹살보다는 불포화지방산이 풍부한 견과류나 들기름, 아보카도가 좋고, 단백질의 경우 동물성 또는 식물성만을 고집할 것이 아니라 콩, 두부, 쇠고기 안심, 돼지고기 목살, 닭가슴살, 삶은 계란, 흰 살 생선, 오징어, 우유 등을 골고루 섭취하는 것이 좋다.

이 중 닭가슴살은 칼로리가 낮고 포만감이 높으며 소화가 쉬워 최고의 다이어트 식품으로 꼽힌다. 보통 닭가슴살 100g당 25g의 단백질을 함유하고 있기 때문에 하루 200g 정도 섭취하면 된다. 물론 평소 식사에서 붉은 살코기나 콩, 흰 살 생선 등으로 양질의 단백질을 충분히 섭취하고 있다면 따로 섭취할 필요 없다.

**영양소 권장 섭취 비율과 식품**

| 영양소 | 권장 비율 | 권장 식품 |
|---|---|---|
| 탄수화물 | 50% | 잡곡밥, 오트밀(귀리), 현미, 파스타면, 고구마 |
| 단백질 | 30% | 콩, 두부, 붉은 살코기(쇠고기 안심, 돼지고기 안심), 닭가슴살, 달걀 흰자, 흰 살 생선, 오징어, 우유 |
| 지방 | 20% | 견과류, 씨앗류(해바라기씨, 호박씨, 치아씨 등) 아보카도, 올리브 |

탄수화물은 좀 더 신경 써서 섭취하는 것이 좋다. 포만감이 적어 적정량이나 비율을 지키지 못할 확률이 크기 때문이다. 튀김, 인스턴트식품, 밀가루 음식같이 GI(Glycemic Index, 탄수화물을 섭취한 뒤 혈당이 오르는 정도)가 높은 음식은 되도록 피하는 것이 좋다. 많이 먹어도 금방 허기져 다른 음식을 찾게 될 확률이 높고, 무엇보다도 GI가 높으면 혈당 수치를 빠르게 올려 체지방이 쌓이기 쉽다.

그렇다고 탄수화물을 섭취하지 않거나 극단적으로 줄여서는 안 된다. 탄수화물이 없이는 TCA 사이클(Crebs Cycle, 지방을 에너지원으로 전환하는 인체의 유산소 시스템)이 작동하지 않아 지방을 태울 수 없다.

결론적으로 체중 감량 기간에는 인스턴트식품, 밀가루 음식은 피해 몸에 지방이 쌓이는 것을 막고 좋은 단백질을 섭취해 근력운동으로 손상된 근육이 제대로 회복될 수 있도록 돕는 것이 좋다.

## 소식과 일반식을 번갈아 진행, 칼로리 사이클링

다이어트 기간 내내 하루 권장 섭취량을 넘지 않도록 계산하며 먹는 것이 힘들 수 있다. 매일 식단 신경 쓰기가 번거롭게 느껴지거나, 먹고 싶은 음식이 하루 권장 섭취량을 넘는 고칼로리일 경우는 아예 식이요법을 포기하게 되는 경우도 있다. 식이요법이 병행되지 않으면 다이어트에 실패할 확률이 크다. 그럴 경우 절충안으로 칼로리 사이클링 방법을 추천한다.

칼로리 사이클링이란 소식과 일반식을 번갈아 진행하는 방법으로, 하루 권장 섭취량이 아닌 일주일 권장 섭취량을 기준으로 식사를 조절하는 것이다.

예를 들어 기초대사량이 1,300kcal인 여성이 일주일 동안 체중이 늘지 않는 선에서 섭취할 수 있는 칼로리는 9,100kcal(1,300kcal×7일)이다. 여기에 평균 1일 활동대사량 300kcal씩을 더하면 11,200kcal(1,600kcal×7일)가 나온다. 칼로리 사이클링은 소식과 일반식을 병행해 하루는 1,100kcal, 다음날은 2,100kcal 섭취하거나, 월요일부터 목요일까지 1,100kcal를 먹고 금·토·일은 2,100kcal씩 섭취함으로써 11,200kcal를 맞추는 방법이다.

이때 일주일 총 섭취량이 11,200kcal를 넘어서는 안 되고, 총 칼로리에 활동대사량 300kcal를 추가한 만큼 운동을 꼭 병행해야 한다. 주의할 점은 자유롭게 먹는 날을 최소 3일 이상으로 나눠서 진행해야 한다는 것이다. 일주일에 6일을 소식하고 남은 칼로리를 하루에 몰아 먹는 것은 폭식하는 습관을 유발할 수 있으니 반드시 피한다.

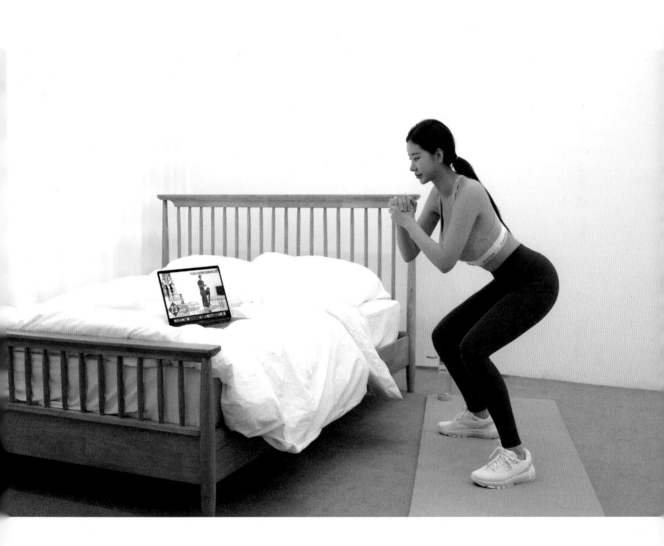

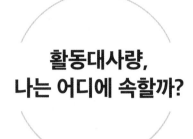

# 활동대사량,
# 나는 어디에 속할까?

## 가영

하루 식사로 새우버거 1개, 짜장면 한 그릇, 떡볶이 1인분를 섭취한다(총 1,200kcal).
식단을 조절해 딱 본인의 기초대사량만큼만 먹는다. 별다른 운동은 하지 않는다.

⟶ 기초대사량의 개념을 이해하고 절제하는 식습관을 가지고 있다. 예쁜 몸 만들기에는 관심
없고 단지 살찌는 것 자체가 싫은 사람이라면 나쁘지 않은 생활습관이다. 다만 매년 기초대사량은
1%씩 감소하는 반면 운동으로 소모되는 칼로리가 없기 때문에 나이가 들수록 조금씩 살이 찔 수
밖에 없는 타입이다. 살찌지 않으려면 해마다 먹는 양을 줄여야 한다.

## 보라

하루 식사로 제육볶음 1인분, 비빔밥 한 그릇, 돈가스 1인분, 케이크 1조각을 섭취한다(총
1,600kcal). 운동은 하지 않지만 돌아다니는 걸 좋아해 왕복 6km의 거리를 걸어서 출퇴근한다.
퇴근길에는 종종 쇼핑몰에 들러 아이쇼핑을 하기도 한다.

⟶ 기초대사량보다 높은 식사를 하고 있지만 활동량이 많아 괜찮은 타입이다. 굳이 따로 시간
내서 운동하지 않더라도 보라 정도 활동을 한다면 기초대사량보다 300kcal 더 먹어도 살찌지 않
는다.

## 수민

평소 식단 관리를 잘하는 편이지만, 못 지킬 때는 하루에 피자 한 조각, 라볶이 1인분, 초콜릿 케이크 1조
각, 매운 닭발 1인분, 소주 한 병을 먹는다(총 1,800kcal). 일주일에 세 번, 한 시간씩 헬스클럽에 가서 운
동을 한다. 식이요법을 못 지킨 다음 날에는 3km씩 조깅을 한다.

기초대사량은 1,200kcal로 동일하지만 식습관과 생활습관이 각각 다른 5명의 여성들이 있다. 이 중 나는 어디에 속하고 개선해야 할 점은 무엇인지 알아보자.

⟶ 가끔 과식할 때가 있지만 그 다음날엔 꼭 운동으로 칼로리를 소모한다. 무엇보다 일주일에 3일씩 꾸준히 운동하고 있기 때문에 꽤 좋은 생활습관을 가졌다. 다만 헬스클럽에서 혼자 운동할 때 얼마나 제대로 운동하느냐가 중요하다. 혼자 운동하더라도 잘 짜인 운동 프로그램으로 운동과 휴식 시간을 정확하게 지켜야 효과를 볼 수 있다.

예린

평소 하루 식사는 가리지 않고 영양가 있는 음식들로 하루 세 끼를 먹는 편이다(총 1,500kcal). 사무직으로 하루의 대부분을 앉아서 생활한다. 퇴근 후에는 매일 30분씩 유튜브를 보며 홈트를 하고 있다.

⟶ 식습관과 생활습관 모두 양호하다. 특히 짧은 시간이라도 매일 꾸준히 운동하는 것은 매우 좋은 습관이다. 하지만 따라 하는 유튜브 홈트 영상이 제대로 된 것인지 확인할 필요가 있다. 유튜브는 비전문가도 영상을 올릴 수 있기 때문에 잘못된 영상을 따라 하면 시간을 투자한 것에 비해 효과를 보기 힘들다. 오히려 잘못된 자세나 운동법으로 부상을 입을 때도 있으니 주의한다.

서연

칼로리 커팅제 등 다이어트 보조제를 맹신해 자주 과식하거나 폭식한다. 중요한 일이 있을 때는 간헐적 단식으로 굶거나 디톡스 효과가 있는 약으로 속을 비우며 체중을 유지한다. 움직이는 것을 매우 싫어한다.

⟶ 가장 안 좋은 생활습관을 가졌다. 운동도 전혀 하지 않고 그저 약과 굶는 것으로 체중을 조절하려 한다. 상대적으로 기초대사량이 높고 근육이 있는 20대 때는 가능한 방법일지 모르나, 30대가 지나면서 급격하게 살이 찌기 시작한다. 잘못된 습관을 깨닫고 운동을 시작한다고 해도 이미 그간 해온 단식으로 근육이 많이 사라져 가영이나 보라보다 훨씬 더 많은 노력이 필요하다. 그렇다고 운동을 하지 않았다가는 걷잡을 수 없이 살이 찌게 되니 하루라도 빨리 식습관을 개선하고 운동하는 것이 필요하다.

# 하루 20분
# 평생 살찌지 않는
# 완벽한 셀프PT

## 하루 20분이면 충분하다

단순히 마른 몸을 원한다면 운동이 필요 없다. 그저 저칼로리 식단을 삼시세끼, 매일 지속하면 된다. 하지만 해본 사람은 알 것이다. 친구와 약속은 물론 달콤한 간식거리들은 대부분 포기해야 한다. 기약 없이 저칼로리 식단을 유지하는 것은 매우 어렵다.

가장 큰 문제는 억눌렀던 식탐이 어느 순간 폭발할지 모른다는 것이다. 저칼로리 식단을 지속해왔다면 근육량이 많이 줄어있을 테고, 그런 상태에서 폭식은 곧바로 체중 증가로 이어진다.

사실 근력운동의 장점은 단순히 탄탄하고 볼륨 있는 몸매를 얻는 것만이 아니다. 근력운동의 가장 큰 장점은 높아진 기초대사량만큼 식단을 좀 더 자유롭게 구성할 수 있다는 것이다. 다이어트 전보다 많이 먹어도 괜찮다. 식후 간식 하나를 더 먹어도 문제 없다. 신체의 지방 연소 능력을 높여 놓았기 때문에 너무 많이 먹지만 않는다면 다시 살이 찌지 않는다. 식사조절만 해도 높아진 기초대사량 덕에 쉽게 체중을 감량할 수 있다.

많은 시간과 노력이 드는 것도 아니다. 운동의 효과를 좌우하는 것은 '시간'이 아니라 '강도'다. 우리가 원하는 몸매와 체질을 갖기 위해서 하루에 딱 20분이면 충분하다. 물론 아무 운동이나 20분 한다고 해서 효과가 있는 것은 아니다. 20분 동안 집중적으로 강렬하게 하는 고강도 운동이어야 한다.

## 운동 후에도 계속 칼로리를 소모하는 40:20 프로그램

저강도로 40분 운동하는 것과 고강도로 20분 운동하는 것의 효과는 동일하다. 운동 시간이 다른데 동일한 효과가 나는 것은 EPOC(Excess Post-exercise Oxygen Consumption, 운동 후 초과 산소 섭취량) 이론으로 설명할 수 있다.

EPOC 효과란 고강도 운동을 마친 뒤 72시간 동안 운동에서 사용한 산소를 보충하려 하는 현상을 의미한다. EPOC 효과가 일어나는 동안 대사 속도가 5% 정도 빨라지는데 이때 추가로 에너지를 소모하게 된다. 즉, 짧게 운동하더라도 효과는 충분히 볼 수 있다는 것이다.

EPOC 효과를 극대화하려면 동작당 운동과 휴식 시간을 배분하는 것이 중요하다. 가장 이상적인 방법은 숨이 찰 정도로 강도 높은 운동을 40초간 실시하고 20초간 휴식하는 것이다. 이때 휴식은 완전히 주저 앉거나 눕지 않는 '불완전 휴식'이다. 간단하게 스트레칭하면서 숨을 고르는데 이 과정은 휴식 시간에도 인체가 계속 칼로리를 소모하도록 돕는다.

40:20 프로그램의 장점은 한 가지 더 있다. 한 동작당 운동 시간이 40초밖에 되지 않기 때문에 운동 초보자라도 충분히 고강도 운동을 소화할 수 있다는 것이다.

이제까지 시간 내기 힘들다는 핑계로 운동을 하지 않았다면 하루 20분만 투자해보자.

40:20 프로그램으로 고강도 20분 운동을 시행해 EPOC 효과를 높이면 시간 투자 대비 최고의 운동 효과를 낼 수 있다.


## 평생 요요 없이 늘씬한 몸 만드는 20분 셀프PT

다이어트를 할 때는 어떤 운동을 해야 할까? 근력운동이 기초대사량을 올려주기는 하지만 다이어트 효과를 극대화하고 싶을 때는 근력운동만 해서는 안 된다. 근력운동과 고강도 유산소운동이 적절하고 효율적으로 배치된 운동을 해야 한다.

높은 강도의 운동 사이에 불완전 휴식을 넣어 운동을 반복하는 방법을 인터벌 트레이닝이라고 한다. 이것을 고강도로 실시하는 것을 HIIT(High-Intensity Interval Training)이라고 한다. 이 책에서는 40:20 운동법을 이용해 EPOC 효과를 최대화하는 여성용 HIIT 프로그램을 소개한다.

근력운동과 유산소운동이 조합된 20분 운동 프로그램은 근육 사이사이에 끼인 지방들을 태우고 신체 곳곳의 크고 작은 근육들을 매끄럽게 다듬는 효과가 있다. 뿐만 아니라 신체의 협응력과 가동범위를 늘리고 기초체력이 향상될 수 있도록 치밀하게 설계되었기 때문에 건강 증진 측면에서도 유용하게 활용할 수 있다.

난이도에 따라 초급, 중급, 고급 세 가지 레벨로 분류되는데 개인차에 맞춰 선택해 실시하면 된다. 가장 효과적인 것은 초급 레벨부터 시작해 기초부터 탄탄하게 쌓아가는 것이다. 동작은 초급 4개, 중급 5개, 고급 6개로 구성된다. 초급 레벨의 경우 4개 동작을 1분씩(40초 운동 후 20초 휴식) 실시해 4분간 운동하고 1분 쉰다. 이것이 한 세트이다. 3세트를 반복하면 14분이 소요된다. 중급 레벨의 경우 3세트를 진행하는데 17분, 고급 레벨은 3세트에 20분이 소요된다.

자신에게 맞는 레벨과 프로그램을 선택했다면 40초 운동 후 20초 휴식으로 모든 동작을 한 번씩 한 뒤 1분 휴식한다. 이것을 1세트로, 총 3세트 반복한다.

## 운동 진행 방법

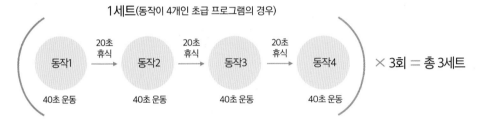

모든 프로그램은 한 동작도 빠짐없이 3세트 반복해 실시해야 한다. 각 프로그램들은 신체의 균형과 이상적인 보디라인을 생각해 한 동작 한 동작 설계되었다. 한 프로그램 속에서 동작을 임의로 선택해 진행할 경우 근육을 골고루 발달시킬 수 없다.

진행 방법은 월요일부터 금요일까지 부위별 프로그램을 하나씩 따라 한 뒤, 토요일에는 전신 프로그램을 실시하도록 한다. 일주일에 하루는 쉬는 것이 좋다.

좀 더 빠른 감량을 원한다면 하루에 두 개의 프로그램을 따라 할 수 있는데 부위 프로그램과 전신 프로그램을 각각 하나씩 묶어 실시하는 것이 좋다. 무산소운동으로 몸이 체지방을 태우기 쉽게 변해 유산소운동 효과가 극대화되기 때문이다.

몇 가지 사항만 익히면 충분히 전문 트레이너에게 PT 받은 것 같은 효과를 낼 수 있다. 먹고 싶은 것을 먹으면서도 평생 요요 없이 늘씬하고 건강한 몸매, 하루 20분이면 충분하다.

# 운동 효과 높이는 TIP

## • 40:20 원칙을 지킨다

한 동작당 40초 운동하고 20초 휴식하는 40:20 원칙을 잘 지킨다. 시간을 잘 지켜야 짧은 시간 내 가장 좋은 효과를 볼 수 있다. 운동 전용 타이머 어플리케이션들이 다양하니 앱에서 운동 시간, 휴식 시간, 반복 횟수(세트 지정)를 설정해 활용하도록 한다.

## • 자세와 호흡법을 정확하게 익힌다

생소한 동작은 자세와 호흡법을 정확하게 익힌 뒤 실시한다. 근력운동은 정확한 자세로 시행해야 원하는 부위를 자극하고 부상을 방지할 수 있다. 또한 어떻게 호흡을 어떻게 하느냐에 따라 운동 효과가 달라질 수 있으니 운동을 따라 하기 전 호흡법을 정확하게 익히도록 한다.

## • 목표 횟수를 채우도록 노력한다

동작을 정확하게 익혔다면 각 운동마다 목표하는 반복 동작 횟수를 채울 수 있도록 노력한다. 고강도 인터벌 트레이닝 프로그램은 강도를 높여 시행할수록 효과가 높아진다. 동작이 몸에 익으면 점점 더 강도를 높여 최대한 많이 AMAP(As Much As Possible)하는 것이 최고의 운동 효과를 내는 방법이다.

## • 물은 1분 휴식 때 한 모금만 마신다

고강도 운동인 만큼 운동 중에 목이 마를 수 있다. 하지만 20초 불완전 휴식 시간에는 물을 마시지 않도록 한다. 목이 마르다면 한 세트 종료 후 1분 휴식이 주어질 때 한 모금(최대 50mL)만 마신다. 물을 너무 많이 마시면 다음 세트를 진행할 때 방해가 된다.

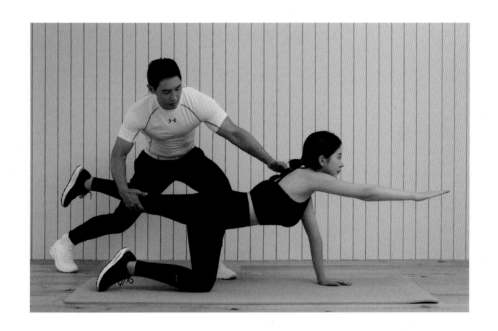

### • 일주일에 6일 실시하는 것이 이상적이다

일주일에 6일 운동하고, 하루는 휴식하는 스케줄이 가장 좋다. 20분 프로그램은 운동하는 시간이 길지 않기 때문에 꾸준히 하도록 한다. 물론 상황에 따라 지켜지기 힘들 때도 있을 것이다. 그럴 때라도 최소한 일주일에 3일은 실시하도록 한다. 그래야 그동안 키워 온 근육이 손실되지 않는다.

### • 일주일에 하루는 운동과 식이요법 모두 쉰다

어떤 진행 방법을 사용하든 일주일에 하루는 운동과 식이요법 모두 쉬도록 한다. 이날만 큼은 1일 권장 섭취량을 크게 넘기지 않는 선에서 먹고 싶었던 음식을 먹어도 좋다. 그래야 몸과 마음이 회복할 시간이 생겨 다이어트를 오래 지속할 수 있다.

# 운동 전 챙겨야 할
# 4가지 준비물

### 매트

너무 얇은 매트보다는 10mm 이상 두꺼운 것이 좋다. 두께가 조금 도톰해야 하체를 움직이는 동작에서 무릎의 충격과 소음을 흡수할 수 있다. 소재에 따라 종류가 매우 다양한데, 피부가 예민하다면 PVC 소재로 된 것보다는 TPE나 NBR 소재로 된 매트를 고르도록 한다.

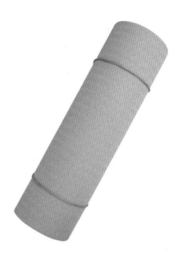

### 덤벨

운동 중 손에서 미끄러지면 부상을 입을 수 있으니, 표면이 특수 처리된 논슬립(non-slip) 덤벨을 선택한다. 중량은 여성의 경우 덤벨 하나당 2kg가 적당하다. 오랫동안 식이요법을 해왔거나 근력이 약한 여성이라면 1~1.5kg를 고른다.

본격적으로 운동을 시작하기 전 매트, 덤벨, 튜빙밴드, 운동화 네 가지 준비물이 필요하다. 각 도구들은 부상을 방지하고 운동 효과를 최대치로 끌어올려주는 역할을 한다. 운동을 시작하기 전 갖추도록 한다.

## 튜빙밴드

튜빙밴드는 주로 팔과 등·어깨 운동에 사용한다. 고무밴드 탄성에 따라 초보자용부터 전문가용까지 다양한데 상체 근력운동이 처음이라면 초보자용을 고른다. 밴드와 손잡이가 연결된 일체형과 여러 개의 밴드에 손잡이 1개가 세트로 구성된 제품이 있다. 밴드와 손잡이가 일체형으로 된 것이 편리하고 안전하다.

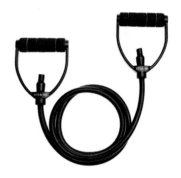

## 운동화

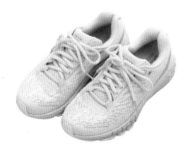

실내에서는 맨발로 운동하는 경우가 많은데, 실내 운동이라도 운동화를 신어야 운동 효과가 높아지고 부상을 방지할 수 있다. 밑창이 미끄럽지 않고 적당히 도톰한 것을 골라야 운동할 때 미끄러지지 않고 무릎의 충격을 완화해준다. 통풍이 잘 되는 소재로 된 것을 고른다.

# 다이어트
## Q&A

**Q** 저녁 6시 이후엔 무조건 금식해야 한다?

**A** X 잠들기 3시간 전부터 금식하면 된다.

흔히 다이어트를 할 때는 6시 이후부터 금식을 하라고 한다. 하지만 저녁 여섯시 이후부터 다음날 아침식사 전까지 아무것도 먹지 않기에는 공복 시간이 너무 길다. 중간에 참지 못하고 오히려 폭식하거나 야식을 먹을 확률이 크다. '오늘부터 저녁 여섯시 이후 금식!'선언했다가 빈번이 실패한 경험이 있는 사람이라면 금식 시작 시간을 늦춰보자. 금식은 잠들기 3시간 전에 시작하면 충분하다. 3시간은 음식물이 소화되는 시간이다. 최소 3시간 이상 아무것도 먹지 않은 채 잠자리에 들면 다이어트는 물론 숙면을 취하는 데도 도움이 된다.

**Q** 공복 운동이 체중 감량에 효과적이다?

**A** △ 체지방 연소에는 도움이 되나 근 손실을 유발한다.

아침에 공복 상태로 운동하는 것은 체지방을 연소시키 데 도움이 된다. 자는 동안 8시간 이상 공복 상태가 유지되었기 때문에 몸속 인슐린 수치가 낮고 성장 호르몬과 테스토스테론 수치가 높아져 지방 연소 속도가 빨라진다.

하지만 체지방이 별로 없는 사람이 공복 상태로 운동할 경우, 근육을 분해해 에너지원으로 사용하기 때문에 오히려 근 손실을 유발한다. 근 손실은 기초대사량을 떨어뜨리고, 몸에 지방을 쌓이게 해 체중 감량에 성공한다고 하더라도 탄력 없이 그저 마르기만 한 몸이 된다. 장기적으로는 다이어트에 도움이 되지 않는다.

**Q** 다이어트 약으로 살 뺀다?

**A** ✕ 일시적으로 뺄 수 있으나 장기적으로는 도움이 되지 않는다.

최근 체중 감량에 도움을 준다는 약들이 다양하게 보인다. 먹고 싶은 음식을 마음껏 먹어도 약 한 알이면 살이 찌지 않는다고 하니 마음이 혹하는 것도 사실이다.

다이어트 보조제에 의존해 다이어트를 하는 사람들은 주로 두 부류로 나뉜다. 거식증에 가까울 정도로 절식이나 소식을 하며 조금이라도 살이 찔까봐 불안해 약을 찾는 경우와 단식과 폭식을 반복하며 폭식을 만회할 수단으로 약을 이용하는 경우다. 두 가지 모두 위험하다. 첫 번째의 경우 영양 결핍으로 생리가 끊기거나 탈모가 오기 쉽고, 심한 경우 갑상선 호르몬 이상으로 쓰러지는 경우가 많다. 두 번째의 경우 요요가 찾아오게 된다. 게다가 대부분의 다이어트 약은 효과에 대해 연구 결과가 엇갈린다.

운동 없이 보조제에만 의존하는 것은 오히려 건강만 해칠 수 있다는 것을 기억해야한다.

**Q  생리 기간에는 운동하지 않는 것이 좋다?**

**A  X 걷기나 가벼운 스트레칭으로 대신하거나 평소보다 강도를 낮춰 운동한다.**

생리 기간 중 운동을 하면 몸에 무리가 된다고 생각하는 사람들이 많다. 하지만 생리통이 심하지 않다면 적당한 강도로 운동을 지속하는 것은 괜찮다. 운동은 엔도르핀 분비를 촉진시켜 우울감과 통증을 완화하는 데 도움이 되기 때문이다.

생리통이 없거나 심하지 않다면 저강도의 운동을 1시간 내로 하고, 생리통이 있을 경우 가벼운 스트레칭이나 걷는 것으로 대체한다. 다만 어떤 운동을 하더라도 생리혈이 역류할 수 있는 자세는 피한다.

생리주기를 이용하면 다이어트에 도움이 되기도 한다. 생리 기간 동안은 세로토닌 수치가 낮아져 고칼로리 음식이나 달콤한 간식들이 당긴다. 만약 생리통이 심해 가벼운 스트레칭조차 힘들다면 식사만이라도 잘 조절하도록 한다. 철분이 많이 들어있는 시금치나 두부, 브로콜리, 콩, 조개, 굴 등을 섭취하는 것이 좋다.

생리가 끝난 뒤 일주일간은 신진대사가 높아져 운동하기 가장 좋다. 이 기간에는 평소보다 운동 강도를 높이거나 시간을 늘려 시행한다. 만약 생리 기간 동안 식욕을 참지 못 했더라도 이 기간 동안 집중해서 운동하면 만회할 수 있다.

생리 후 2주 후, 즉 배란기가 시작될 때는 몸이 붓고 컨디션이 점점 떨어진다. 반면 지방 연소량은 조금 더 올라가는 시기이므로 운동량은 유지하는 것이 좋다.

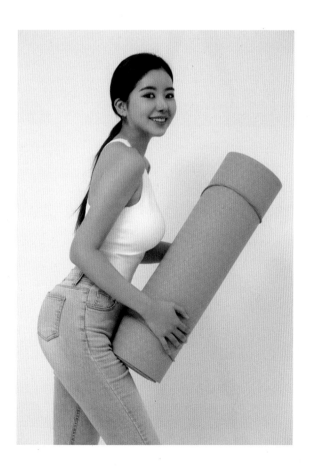

# 워밍 업

## 암 턴

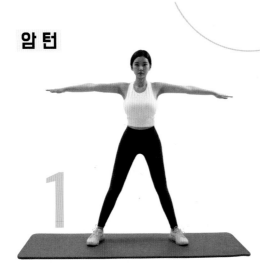

**1** 양발을 어깨너비보다 넓게 벌리고
팔은 양쪽으로 쭉 편다.

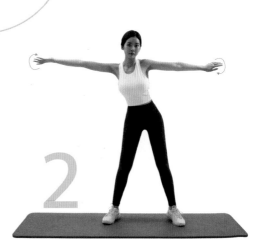

**2** 양쪽 손목을 반대 방향으로 비튼다.
7회 반복한다.

## 토 터치

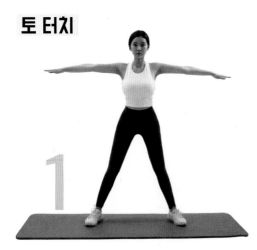

**1** 양발을 어깨너비보다 넓게 벌리고
팔은 양쪽으로 쭉 편다.

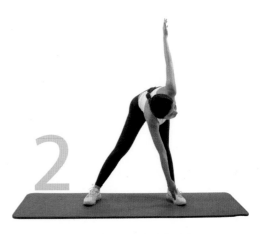

**2** 상체를 숙이고 오른팔과 왼팔을
번갈아 아래로 뻗는다. 양팔을 번갈아
가며 7회씩 실시한다.

운동하기 전 준비 운동은 필수다. 준비 운동은 심박수를 적당히 올려줘 부상을 예방하고 운동 효과를 높여준다. 신진대사를 원활하게 하는 효과도 있어 평소에 틈틈이 따라 하면 좋다.

## 점핑 잭

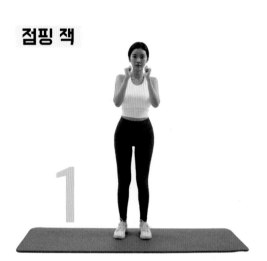

양손을 주먹 쥐고 얼굴 앞으로 들어 올린다. 양발은 모으고 선다.

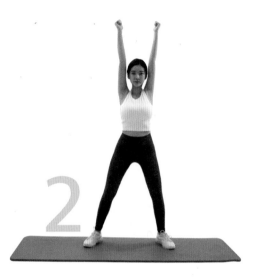

점프해 양발을 벌린다. 팔은 머리 위로 들어 올려 7회 반복한다.

## 햄스트링

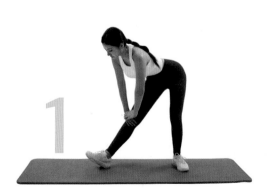

오른쪽 다리를 쭉 뻗고 양손으로 오른쪽 무릎을 꾹꾹 누른다. 7회씩 실시한다.

## 워킹

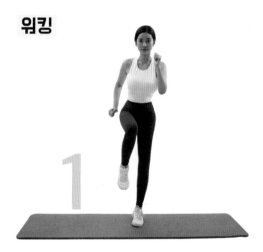

주먹을 가볍게 쥐고 양팔과 다리를 교차해 제자리 걷기 한다. 16회 반복한다.

# PART 2

체지방 태우고 기초대사량 높이는
## 실전 프로그램

시간 투자 대비 최고의
효과를 낼 수 있는 하루 20분 운동 프로그램.
짧은 시간이지만 꾸준히 따라 하다보면 늘씬한 다리,
탄력 있는 가슴과 등, 탄탄한 엉덩이 등 아름다운 몸매
가 완성된다. 하루 20분 투자로 매일 몸매가
달라지는 경험을 해보자.

# STEP 1

## 1~2주차
## 초급 프로그램

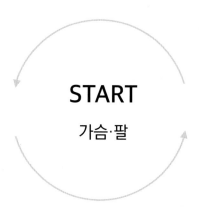

# START
## 가슴·팔

노출의 계절이 다가오면 유독 신경 쓰이는 부위가 바로 팔이다. 초급 레벨의 가슴·팔 프로그램에서는 하프 코브라 푸시업, 숄더 터치, 덤벨 킥 백, 덤벨 해머컬을 소개한다. 이번 프로그램을 꾸준히 따라 하면 가슴과 팔의 보기 싫은 군살이 정리되는 효과를 볼 수 있다.

하프 코브라 푸시업으로 가슴의 큰 근육과 삼두근을 탄탄하게 만들고 숄더 터치로 어깨, 가슴 등 상체의 전반적인 라인을 다듬어보자. 숄더 터치는 척추기립근 등 코어근육을 함께 강화하는 효과도 있다. 덤벨 킥 백으로 삼두근을 자극해 팔뚝 뒷부분 군살을 제거하고 연달아 덤벨 해머컬로 이두근을 자극해 팔 앞뒤 근육의 밸런스를 맞춰준다.

이번 레벨에서는 정확한 동작을 익히는 데 집중한다. 잘못된 자세로 운동을 하면 효과도 없을뿐더러 근육을 울퉁불퉁하게 만든다. 동작마다 올바른 자세로 천천히 시행해 큰 근육이 자극되는 것을 느껴보도록 한다.

## 진행 방법

동작당 40초씩 실시한 뒤 20초간 휴식하고, 4가지 동작이 모두 끝나면 1분간 휴식한다.
4가지 동작+1분 휴식을 1세트로 총 3세트 반복한다.

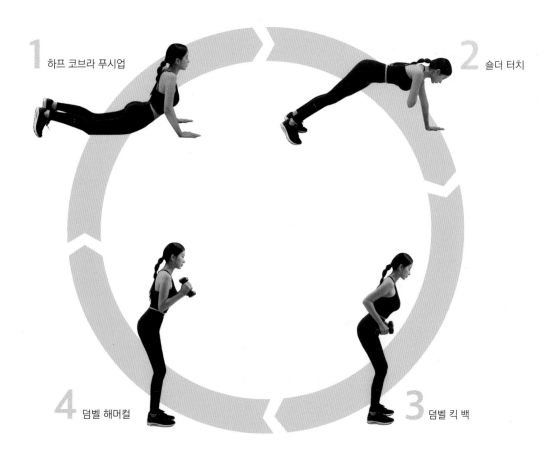

**1** 하프 코브라 푸시업

**2** 숄더 터치

**3** 덤벨 킥 백

**4** 덤벨 해머컬

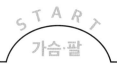

START
가슴·팔

# 하프 코브라 푸시업

15회 / 40초

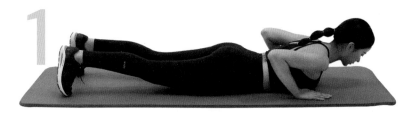

**1**

엎드려 양손으로 가슴 옆쪽을 짚는다.
다리는 어깨너비만큼 벌린다.

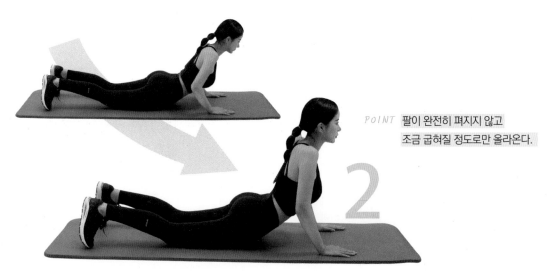

*POINT* 팔이 완전히 펴지지 않고
조금 굽혀질 정도로만 올라온다.

**2**

가슴 근육이 자극되는 것을 느끼며 팔로 바닥을 밀어내듯
상체를 천천히 들어 올린다.

# MON

근력이 약한 사람을 위해 변형된 푸시업 동작. 팔과 어깨의 근력을 향상시키고 슬림한
팔 라인을 만들어준다.

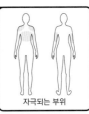

자극되는 부위

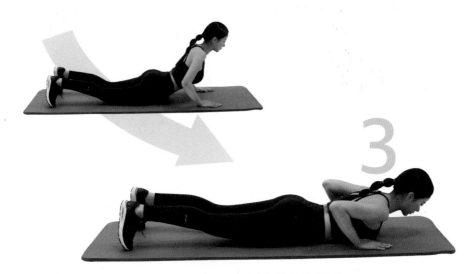

숨을 들이마시며 천천히 내려온다.
40초간 반복한다.

---

**트레이너의
한마디**  호흡은 엎드린 상태에서 들이마시고, 올라올 때 내쉽니다.
동작을 할 때 팔만 사용하지 말고 가슴 근육에 의식적으로 힘을 주고 올라와야
운동 효과가 커요.

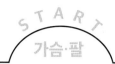

START
가슴·팔

# 숄더 터치

40회 / 40초

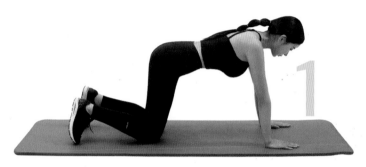

양손은 어깨너비보다 조금 넓게 벌려 바닥을 짚고
무릎을 굽혀 엎드린다.

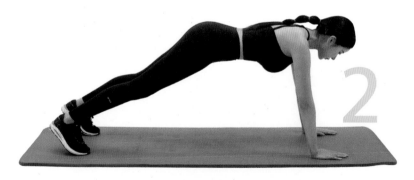

무릎을 쭉 펴면서 엉덩이와 허리를 들어 올린다.
몸 전체에 힘을 줘 곧게 편다.

푸시업 자세를 유지하면서 한손씩 번갈아 반대편 어깨를 터치하는 동작. 팔과 어깨의
근력을 향상시키는 데 효과적이다.

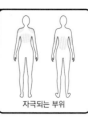

자극되는 부위

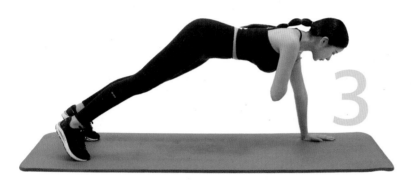

오른팔을 들어 왼쪽 어깨를 터치한다.

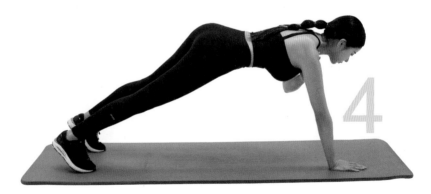

몸이 너무 흔들리지 않게 주의하며 왼쪽 팔도 실시한다.
양손을 번갈아 반대쪽 어깨를 터치하며 40초간 반복한다.

**트레이너의
한마디**
호흡은 어깨를 터치할 때 내쉬고, 손을 내릴 때 들이마셔요.
손목에 체중을 싣지 말고 가슴과 어깨에 힘을 주고 버텨야 부상을 막을 수 있습니다.

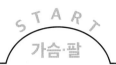

START
가슴·팔

# 덤벨 킥 백

20회 / 40초

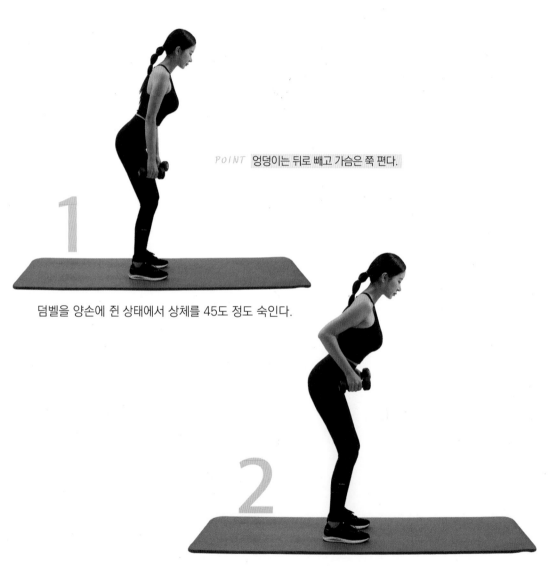

**POINT** 엉덩이는 뒤로 빼고 가슴은 쭉 편다.

덤벨을 양손에 쥔 상태에서 상체를 45도 정도 숙인다.

팔을 등 뒤로 당겨 올려 팔꿈치를 수직으로 굽힌다.

어깨는 고정시킨 채 팔꿈치로 덤벨을 움직여 삼두를 자극하는 동작. 팔뚝 뒷부분 군살을
빼는 데 효과적이다.

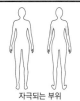

자극되는 부위

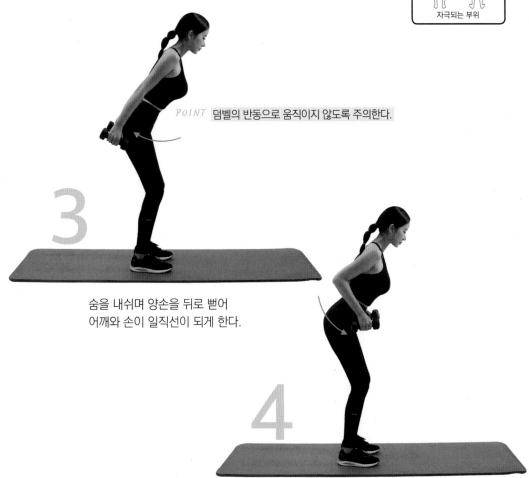

*POINT* 덤벨의 반동으로 움직이지 않도록 주의한다.

**3**

숨을 내쉬며 양손을 뒤로 뻗어
어깨와 손이 일직선이 되게 한다.

**4**

숨을 들이마시며 팔을 천천히 아래로 내린다.
40초간 반복한다.

**트레이너의
한마디**

호흡은 팔을 굽힐 때 들이마시고, 펼 때 내쉽니다.
덤벨을 몸에서 멀리 밀어낸다는 느낌으로 실시하세요. 덤벨을 밀어낼 때 양팔이 조금
바깥으로 향하게 움직이면 효과가 더 좋아요.

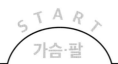

START
가슴·팔

# 덤벨 해머컬

35회 / 40초

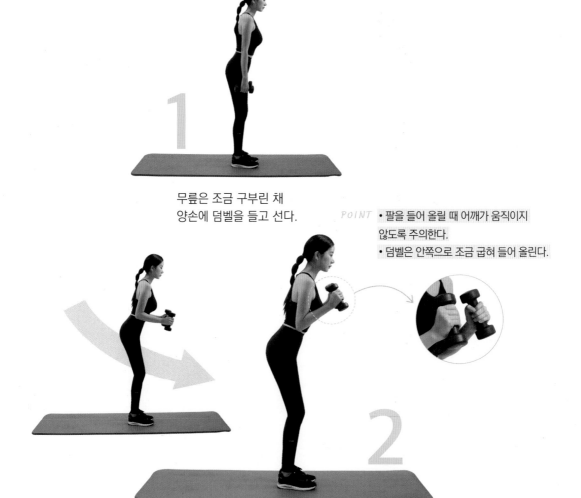

무릎은 조금 구부린 채
양손에 덤벨을 들고 선다.

*POINT* • 팔을 들어 올릴 때 어깨가 움직이지
않도록 주의한다.
• 덤벨은 안쪽으로 조금 굽혀 들어 올린다.

숨을 내쉬며 양손을 가슴 위로 빠르게 당겨 올린다.

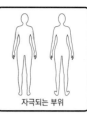

덤벨을 쥐고 가슴 앞으로 당겨 올려 이두를 자극하는 동작. 덤벨 킥 백에서 자극한 삼두의 반대편 근육인 이두를 자극해 팔 근육의 밸런스를 맞춘다.

자극되는 부위

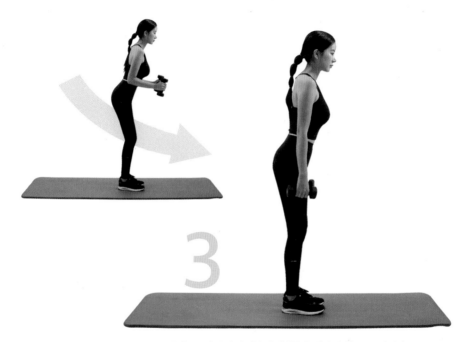

숨을 들이마시며 양손을 천천히 허벅지 옆으로 내린다.
40초간 반복한다.

**트레이너의 한마디**  호흡은 팔을 올릴 때 내쉬고, 내릴 때 들이마셔요.
빨리 올리고 천천히 내리면서, 쉬지 않고 동작을 반복하는 것이 중요합니다.

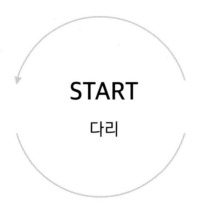

# START
## 다리

매끈한 다리 라인을 위해서는 보기 싫은 군살 제거는 필수다. 이번 프로그램에서는 허벅지의 큰 근육을 자극해 군살을 제거하는 와이드 스쿼트, 하프 스키 스쿼트, 스탠딩 원 레그컬, 원 덤벨 스티프 레그 데드리프트를 소개한다.

와이드 스쿼트로 허벅지 안쪽 근육을 탄탄하게 만들고 하프 스키 스쿼트로 앞쪽 근육을 자극해 허벅지 앞쪽 군살을 제거한다. 스탠딩 원 레그컬로는 허벅지 뒤쪽 근육을 자극하고 원 덤벨 스티프 데드리프트로 세 가지 동작으로 자극한 하체 근육을 길게 늘려 라인을 다듬는다. 특히 데드리프트 동작은 늘씬한 각선미를 위해 꼭 필요한 동작으로 엉덩이부터 허벅지, 종아리 등 하체의 뒤쪽 근육을 늘려 하체 라인을 매끈하게 만든다. 일상생활에서도 틈틈이 시행하면 좋다.

운동 후에 허벅지 근육이 일시적으로 부풀 수 있는데 이는 혈액이 운동부위에 몰려 생기는 일시적인 현상이다. 운동이 끝나고 1시간만 지나도 원래 부피로 줄어드니 허벅지가 굵어질까봐 걱정하지 않아도 된다.

동작당 40초씩 실시한 뒤 20초간 휴식하고, 4가지 동작이 모두 끝나면 1분간 휴식한다.
4가지 동작+1분 휴식을 1세트로 총 3세트 반복한다.

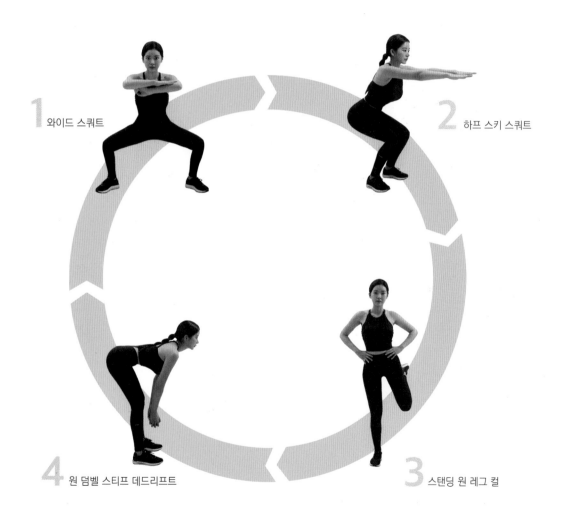

1 와이드 스쿼트

2 하프 스키 스쿼트

3 스탠딩 원 레그 컬

4 원 덤벨 스티프 데드리프트

# 초급

# 와이드 스쿼트

20회 / 40초

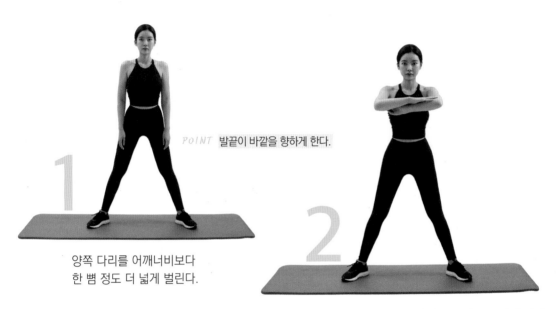

*POINT* 발끝이 바깥을 향하게 한다.

**1** 양쪽 다리를 어깨너비보다
한 뼘 정도 더 넓게 벌린다.

**2** 어깨와 가슴을 펴고 양팔을 겹쳐 가슴 높이로 들어 올린다.

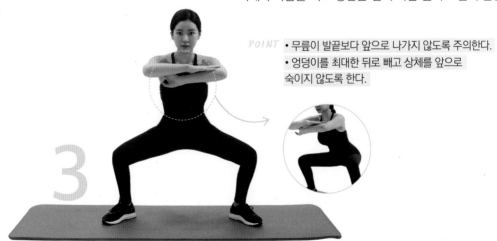

*POINT* • 무릎이 발끝보다 앞으로 나가지 않도록 주의한다.
• 엉덩이를 최대한 뒤로 빼고 상체를 앞으로
숙이지 않도록 한다.

**3** 숨을 들이마시며 천천히 무릎을 굽혀 수직으로 내려간다.

다리를 넓게 벌려 허벅지 안쪽을 자극하는 스쿼트 변형 동작. 허벅지 안쪽 근육인 내전근을
자극하는 데 효과적이다.

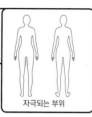

자극되는 부위

*TIP* 의자를 이용하면 좀 더 쉽게 동작을 취할 수 있다.

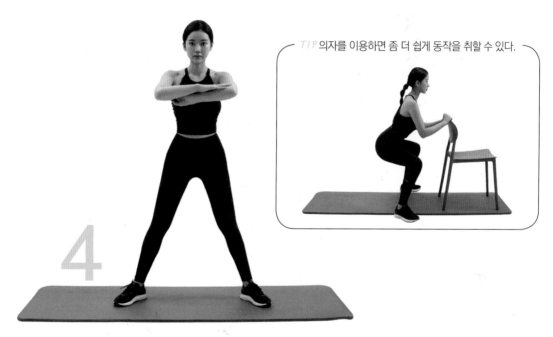

4

숨을 내쉬며 천천히 올라온다.
40초간 반복한다.

**트레이너의
한마디**

호흡은 내려갈 때 들이마시고, 올라올 때 내쉽니다.
가슴은 최대한 내밀고 엉덩이는 최대한 뒤로 빼는 것이 중요합니다.

# 초급

# 하프 스키 스쿼트

25회 / 40초

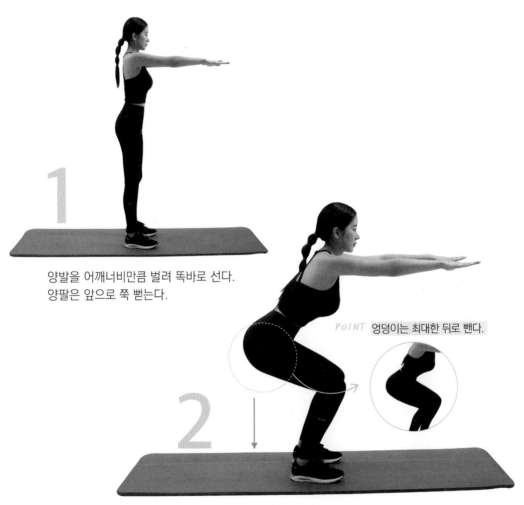

**1**

양발을 어깨너비만큼 벌려 똑바로 선다.
양팔은 앞으로 쭉 뻗는다.

*POINT* 엉덩이는 최대한 뒤로 뺀다.

**2**

무릎을 구부려 45도 정도까지 내려간다.

스키 타는 것처럼 보폭을 좁혀 실시하는 스쿼트 변형 동작. 허벅지 앞쪽 근육인 대퇴사두근을 자극할 수 있다.

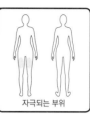

자극되는 부위

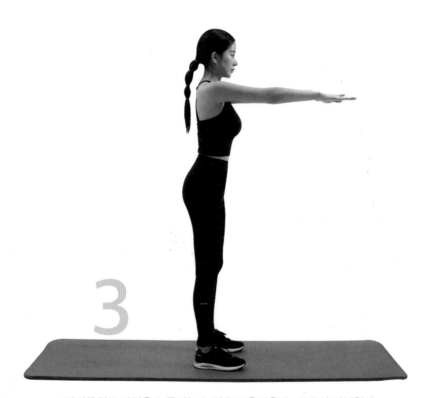

발뒤꿈치로 바닥을 누른다는 느낌으로 올라온다. 40초간 반복한다.

**트레이너의 한마디**

호흡은 내려 갈 때 들이마시고, 올라올 때 내쉽니다.
무게 중심이 뒤쪽에 실려 있어야 운동 효과가 좋아요.

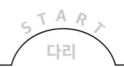

START
다리

# 스탠딩 원 레그 컬

35회 / 40초

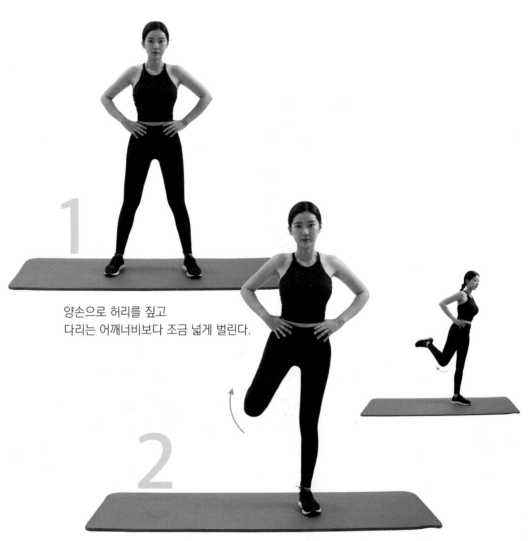

**1**

양손으로 허리를 짚고
다리는 어깨너비보다 조금 넓게 벌린다.

**2**

왼발로 중심을 잡은 채 오른발 뒤꿈치를 엉덩이 쪽으로 차올린다.

발뒤꿈치를 엉덩이 쪽으로 차올려 허벅지 뒤쪽을 자극하는 운동. 잘 쓰지 않는 허벅지 뒤쪽
근육을 자극해 다리 라인을 균형 있게 만들어준다.

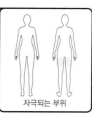

자극되는 부위

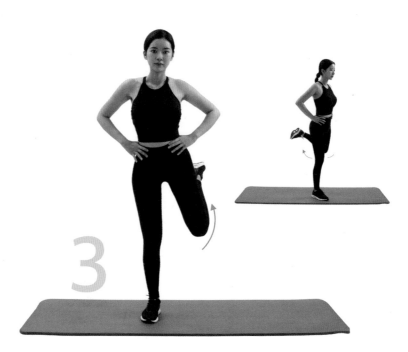

제자리로 돌아온 다음 왼발을 뒤로 차올린다.
리듬감 있게 한발씩 번갈아 차올리며 40초씩 반복한다.

**트레이너의 한마디** 호흡은 서 있는 상태에서 들이마시고, 다리를 뒤로 찰 때 내쉽니다.
속도를 높여 빨리 하기보다는 허벅지 뒤쪽 근육이 수축된다는 느낌을 받으며 시행하는
것이 중요해요.

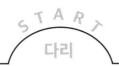

START
다리

# 원 덤벨 스티프 데드리프트

10회 / 40초

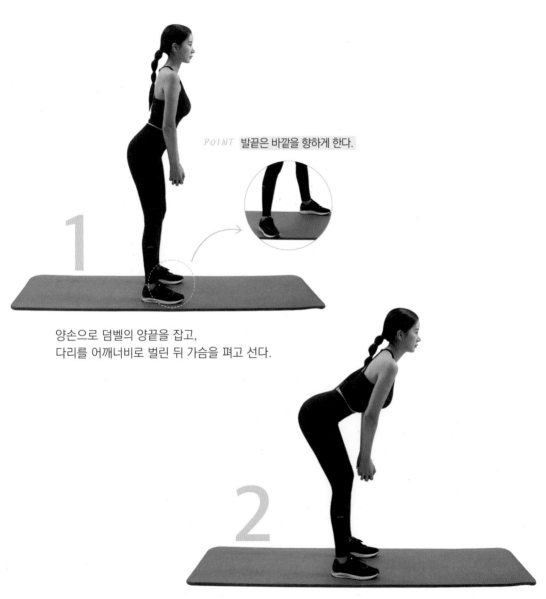

**POINT** 발끝은 바깥을 향하게 한다.

양손으로 덤벨의 양끝을 잡고,
다리를 어깨너비로 벌린 뒤 가슴을 펴고 선다.

시선은 정면을 향한 채 엉덩이를 뒤로 밀며 천천히 상체를 숙인다.

무릎을 조금 굽힌 뒤 상체를 깊숙이 숙이는 데드리프트 동작에서 덤벨의 무게를 추가한 변형
동작. 종아리부터 엉덩이까지 하체 뒤쪽 근육을 쭉 늘려 슬림한 다리 라인을 만들어준다.

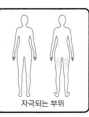

자극되는 부위

NG 등과 어깨가 굽어지지 않도록 주의한다.

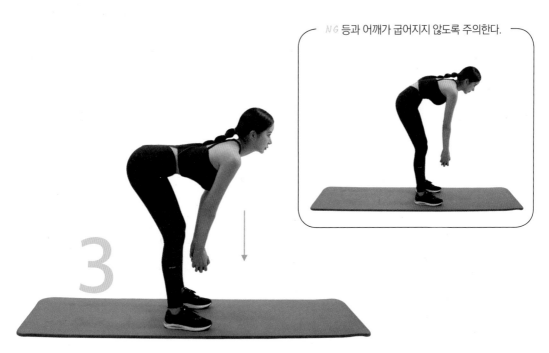

3

내려갈 수 있을 만큼 최대한 내려간 다음
천천히 상체를 들어 올린다. 40초간 반복한다.

**트레이너의 한마디**
호흡은 올라올 때 들이마시고 내려갈 때 내쉽니다.
덤벨이 내려오는 높이는 개인마다 다르니 처음부터 너무 무리하지 마세요.

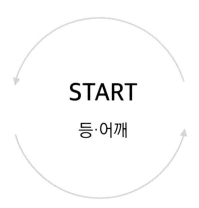

# START

## 등·어깨

옷맵시가 좋은 사람들의 공통점은 곧은 어깨와 매끈한 등을 가졌다는 것이다. 대부분의 여성들은 등 운동을 소홀히 하는 경우가 많다. 하지만 등이야말로 꾸준히 관리해야할 부위 중 하나다. 아무리 늘씬한 다리를 가져도 브래지어 끈 위로 튀어나오는 군살은 옷태를 크게 떨어뜨리기 때문이다.

이번 프로그램에서는 밴드 시티드 로우, 플라이 잭, 밴드 숄더 프레스, 밴드 래터럴 레이즈 4가지 동작을 소개한다. 밴드 시티드 로우와 플라이 잭으로 등의 큰 근육을 자극해 군살을 없애고 밴드 숄더 프레스와 밴드 래터럴 레이즈로 둥글고 좁은 어깨를 곧은 어깨로 만들어보자.

근력이 약한 운동 초보자들은 밴드 숄더 프레스와 밴드 래터럴 레이즈 같은 어깨 운동을 할 때 처음에는 목표 횟수만큼 따라 하기 힘들 수 있다. 처음부터 모두 따라 하기 힘들면 80% 강도로 실시한다. 틀린 자세로 빨리 하는 것보다 호흡법을 익히는 데 집중하면서 동작마다 올바른 자세로 천천히 하는 것이 중요하다.

동작당 40초씩 실시한 뒤 20초간 휴식하고, 4가지 동작이 모두 끝나면 1분간 휴식한다.
4가지 동작+1분 휴식을 1세트로 총 3세트 반복한다.

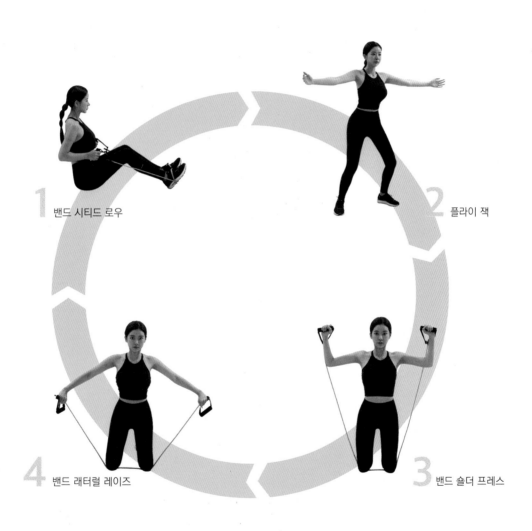

1 밴드 시티드 로우

2 플라이 잭

3 밴드 숄더 프레스

4 밴드 래터럴 레이즈

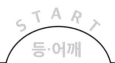

START
등·어깨

# 밴드 시티드 로우

## 25회 / 40초

*POINT* 밴드를 발끝에 감으면 운동 중 튕겨 나올 수 있으므로 발등 가장 윗부분에 감는다.

1 양쪽 발바닥 아래 밴드를 놓는다.
2 발등 위로 올려 안쪽으로 감은 뒤 바깥으로 돌려 뺀다.

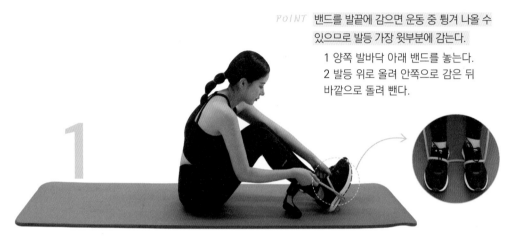

무릎을 굽혀 앉아서 양쪽 발등 위에 밴드를 감는다.

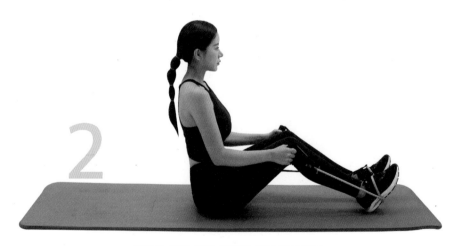

허리를 곧게 세워 상체를 반듯하게 편다.

노를 젓듯이 등의 힘을 이용해 밴드를 잡아당기는 동작. 견갑골을 감싸고 있는 승모근을
단련해 뒤태를 매끄럽게 가꾸고 어깨의 움직임을 부드럽게 한다

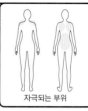

자극되는 부위

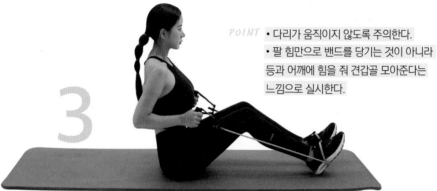

*POINT* • 다리가 움직이지 않도록 주의한다.
• 팔 힘만으로 밴드를 당기는 것이 아니라
등과 어깨에 힘을 줘 견갑골 모아준다는
느낌으로 실시한다.

숨을 내쉬며 팔꿈치를 등 뒤로 당기면서
밴드를 몸 쪽으로 끌어 당긴다.

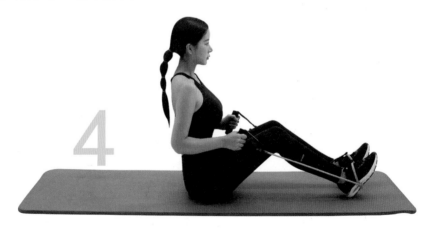

숨을 들이마시며 천천히 팔꿈치를 펴 제자리로 돌아간다.
동작을 연결해 40초간 반복한다.

**트레이너의
한마디**   호흡은 밴드를 당길 때 내쉬고, 제자리로 돌아갈 때 들이마셔요

# 초급

# 플라이 잭

40회 / 40초

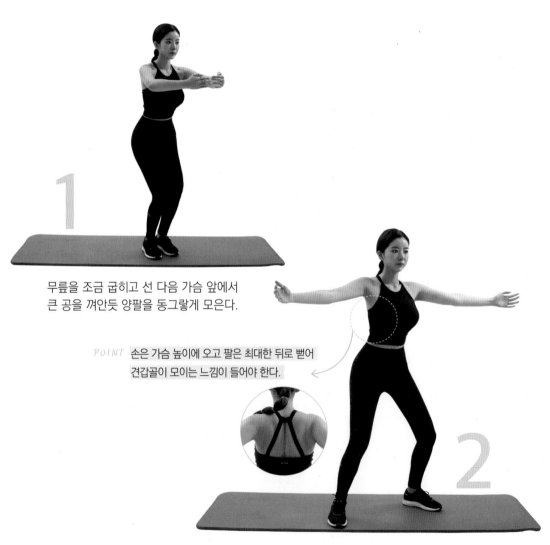

무릎을 조금 굽히고 선 다음 가슴 앞에서
큰 공을 껴안듯 양팔을 동그랗게 모은다.

POINT 손은 가슴 높이에 오고 팔은 최대한 뒤로 뻗어
견갑골이 모이는 느낌이 들어야 한다.

제자리에서 점프하면서 양발을 어깨너비만큼 벌리고 양팔을 쭉 편다.

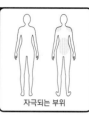

자극되는 부위

제자리 뛰기하면서 날개짓 하듯 양팔을 크고 둥글게 벌렸다 모으는 동작. 쉬운 동작이지만 등의 군살을 제거하고 체지방을 빼는 데 효과가 좋다.

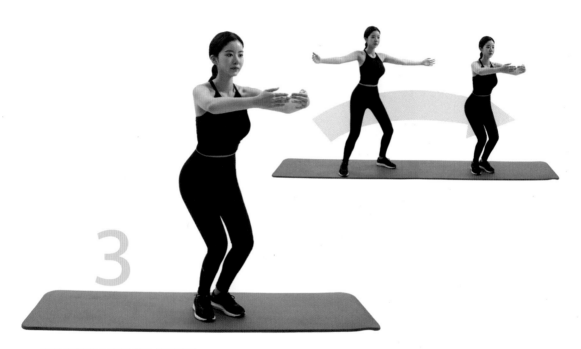

3

다시 점프해 시작자세로 돌아온다.
제자리 점프를 하면서 팔을 모았다 벌리는 동작을 40초간 반복한다.

**트레이너의 한마디**

호흡은 팔을 모을 때 들이마시고, 크게 벌릴 때 내쉽니다.
팔 자세는 가슴 앞에 짐볼을 껴안고 있듯 둥글게 만들어주세요.

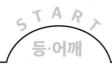
START
등·어깨

# 밴드 숄더 프레스

25회 / 40초

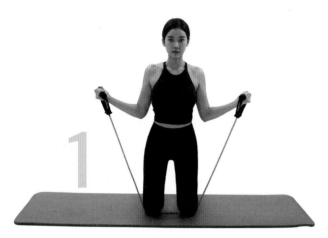

**1**

양쪽 무릎 아래 밴드를 놓고 몸을 반듯하게 세운다.

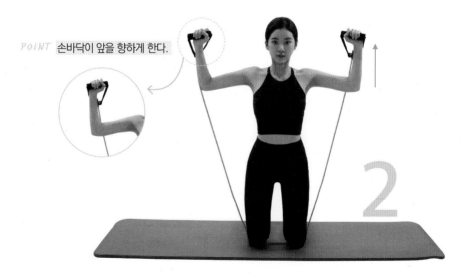

*POINT* 손바닥이 앞을 향하게 한다.

**2**

밴드를 천천히 잡아당겨 어깨와 팔꿈치의 각도가 90도가 되게 한다.

밴드를 무릎으로 고정시킨 뒤 머리 위로 잡아 당기는 동작. 어깨 전체를 발달시켜 매끈한
어깨라인을 만들어준다.

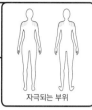

자극되는 부위

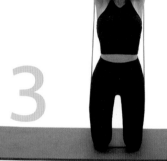

*POINT* 팔 힘만으로 당기지 말고 어깨에 힘을 주며
밴드를 당긴다.

숨을 내쉬며 천천히 두 팔을 머리 위로 쭉 편다.

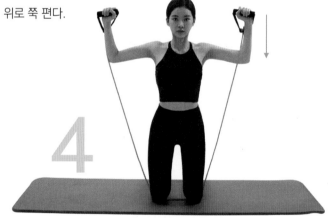

밴드의 저항을 느끼며 천천히 팔을 내려 ②번 자세로 돌아온다.
팔을 올렸다 내리는 동작을 40초간 반복한다.

**트레이너의
한마디**  호흡은 팔을 내릴 때 들이마시고 올릴 때 내쉽니다.
동작이 익숙해지면 운동 효과를 높이기 위해 최대한 빠르게 실시하세요.

73

START
등·어깨

# 밴드 래터럴 레이즈

30회 / 40초

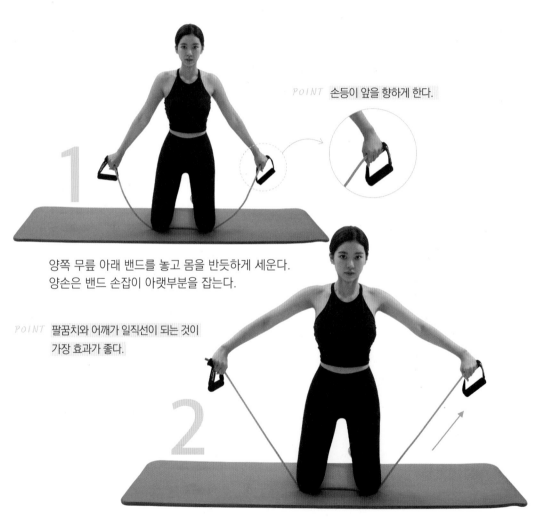

**POINT** 손등이 앞을 향하게 한다.

양쪽 무릎 아래 밴드를 놓고 몸을 반듯하게 세운다.
양손은 밴드 손잡이 아랫부분을 잡는다.

**POINT** 팔꿈치와 어깨가 일직선이 되는 것이
가장 효과가 좋다.

숨을 내쉬며 들어 올릴 수 있을 만큼 팔꿈치를 들어 올린다.

밴드를 무릎으로 고정시킨 뒤 어깨 높이만큼 잡아당기는 동작. 어깨 측면을 자극해 팔 라인을 매끄럽고 탄력적으로 가꿔준다.

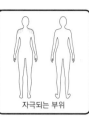

자극되는 부위

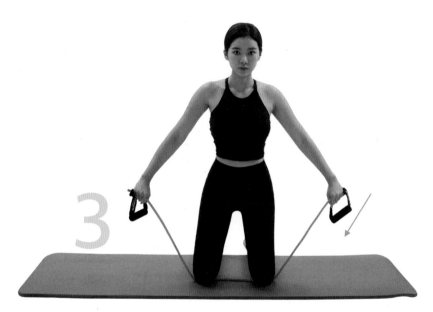

숨을 들이마시며 천천히 팔을 내린다.
팔을 들어 올렸다 내리며 40초간 반복한다.

**트레이너의 한마디**

호흡은 팔 내릴 때 들이마시고, 올릴 때 내쉽니다.
팔꿈치에 힘을 주고 들어 올려야 운동 효과를 극대화시킬 수 있어요.

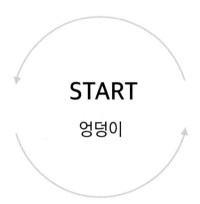

## START
### 엉덩이

엉덩이는 뒤태뿐만 아니라 보디라인 전체를 돋보이게 한다. 사과같이 동그랗게 올라붙은 엉덩이를 가졌다면 티셔츠에 청바지 하나만 입어도 예쁘다. 하지만 안타깝게도 엉덩이는 배와 더불어 군살이 쉽게 쌓이는 부위 중 하나다. 군살 없이 탄력 있는 엉덩이를 위해서는 꾸준한 운동이 필요하다.

이번 프로그램에서는 엉덩이의 군살을 제거하는 데 효과적인 4가지 동작을 소개한다. 니 사이클 동작으로 고관절을 유연하게 한 다음 스탠딩 백 킥, 하프 트위스트 런지, 힙 브리지 동작으로 엉덩이 근육 바깥 근육인 대둔근과 속근육인 중둔근을 골고루 자극해보자. 이 동작들로 엉덩이 군살을 제거하고 근육을 탄력적으로 만들 수 있다.

또한 이번 프로그램을 통해 하체 각 부위가 서로 조화롭게 움직이도록 하는 능력을 기를 수 있다. 운동 신경이 좋지 않거나 유연성이 부족한 사람이라면 틈틈이 실시하도록 한다.

## 진행 방법

동작당 40초씩 실시한 뒤 20초간 휴식하고, 4가지 동작이 모두 끝나면 1분간 휴식한다.
4가지 동작+1분 휴식을 1세트로 총 3세트 반복한다.

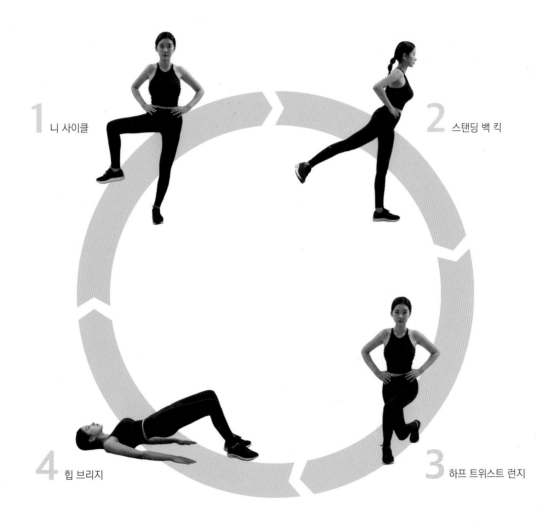

1 니 사이클

2 스탠딩 백 킥

3 하프 트위스트 런지

4 힙 브리지

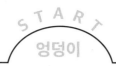

START
엉덩이

# 니 사이클

15회 / 40초

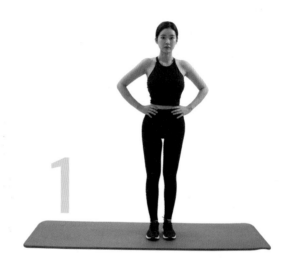

양손을 허리에 올리고 똑바로 선다.

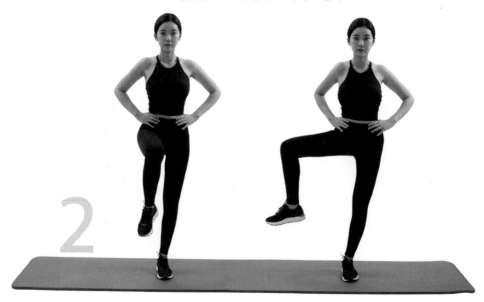

오른쪽 무릎을 위로 들어 올려 부드럽게 뒤로 넘긴다.

무릎을 골반 높이까지 들어 원을 그리듯 부드럽게 앞뒤로 돌리는 동작. 고관절을
유연하게 해 고난도 운동을 할 수 있도록 돕는다.

자극되는 부위

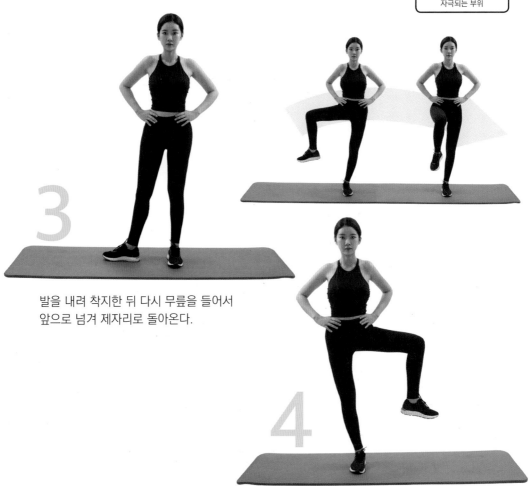

**3** 발을 내려 착지한 뒤 다시 무릎을 들어서
앞으로 넘겨 제자리로 돌아온다.

**4** 왼쪽 다리도 같은 방법으로 실시한다.
양쪽 다리를 번갈아가며 40초간 반복한다.

**트레이너의
한마디**  호흡은 발을 내릴 때 들이마시고, 무릎을 넘길 때 내쉽니다.
고난도 힙 업 운동을 따라 하기 위해 꼭 필요한 동작이에요. 굳어지기 쉬운 고관절을
유연하게 만드는 동작이니 일상생활에서도 틈틈이 실천하세요.

# 초급

# 스탠딩 백 킥

30회 / 40초

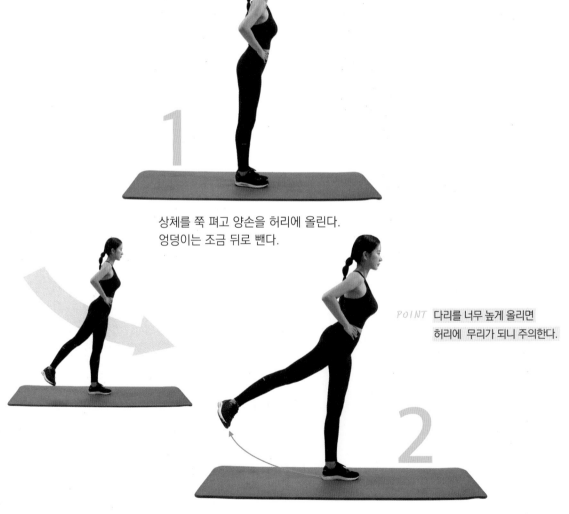

상체를 쭉 펴고 양손을 허리에 올린다.
엉덩이는 조금 뒤로 뺀다.

*POINT* 다리를 너무 높게 올리면
허리에 무리가 되니 주의한다.

숨을 내쉬며 오른발을 천천히 뒤로 차올린다.

서 있는 자세에서 다리를 뒤로 차올려 엉덩이 근육을 자극하는 동작. 엉덩이 근육을 골고루
자극해 하체를 균형 있게 만들어준다.

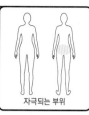

자극되는 부위

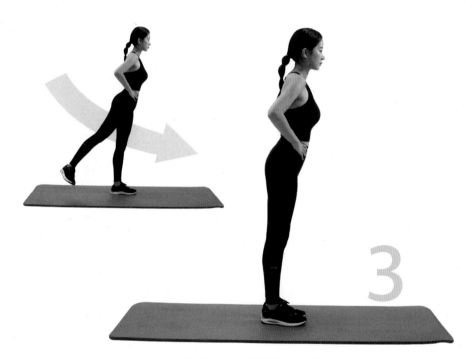

숨을 들이쉬며 시작자세로 돌아온다.
왼발도 같은 방법으로 차올린다. 40초간 반복한다.

**트레이너의
한마디**  호흡은 발을 내릴 때 들이마시고 올릴 때 내쉽니다.
빠르게 하기보다 천천히 차올리며 엉덩이 근육이 조여지는 느낌을 느껴보세요.

START
엉덩이

# 하프 트위스트 런지

15회 / 40초

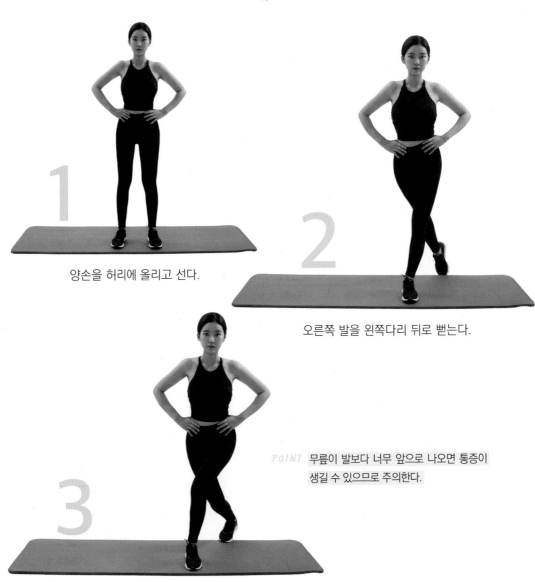

**1** 양손을 허리에 올리고 선다.

**2** 오른쪽 발을 왼쪽다리 뒤로 뻗는다.

*POINT* 무릎이 발보다 너무 앞으로 나오면 통증이 생길 수 있으므로 주의한다.

**3** 숨을 내쉬며 오른쪽 무릎을 적당히 굽혀 내려간다.

트위스트 런지에서 무릎을 반만 굽혀 내려가는 변형 동작. 엉덩이 근육을 자극할 뿐만 아니라 하체의 협응력도 함께 키울 수 있다.

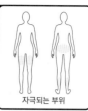

자극되는 부위

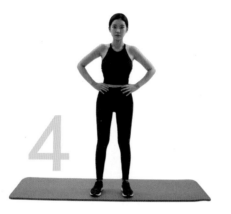

오른쪽 발끝으로 바닥을 밀며 올라와
시작자세로 돌아온다.

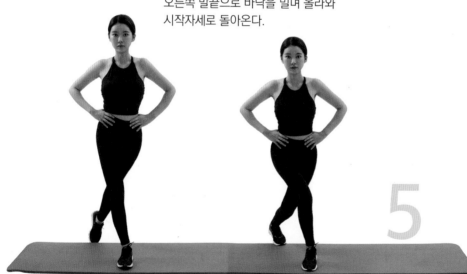

왼쪽 발도 같은 방법으로 시행한다. 양발을 번갈아가며 40초간 반복한다.

**트레이너의
한마디**
호흡은 제자리로 돌아올 때 들이마시고, 무릎을 굽힐 때 내쉽니다.
앞으로 배울 트위스트 런지보다 쉽게 변형한 동작입니다. 동작을 정확하게 익히고,
익숙해지면 최대한 많이 실시하세요.

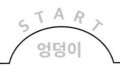

START
엉덩이

# 힙 브리지

15회 / 40초

POINT 양발뒤꿈치를 모아 V자를 만들고
무릎은 양발보다 더 벌린다.

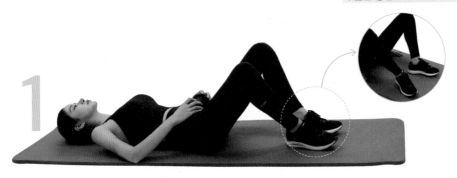

덤벨 하나를 배 위에 올려놓고 양손으로 잡는다.
무릎을 세우고 똑바로 눕는다.

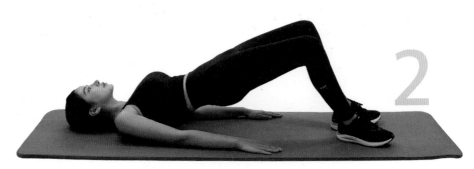

숨을 내쉬며 허리와 엉덩이를 천천히 들어 올린다.

똑바로 누운 뒤 무릎을 세워 엉덩이와 허리의 근력으로 온몸을 들어 올리는 동작. 엉덩이 근육 전체와 허리 근육을 자극하는 데 효과적이다.

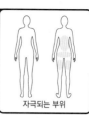

자극되는 부위

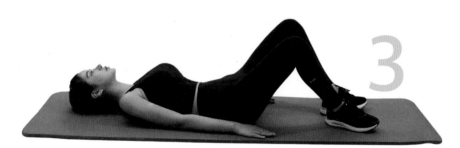

3

숨을 들이마시며 천천히 시작자세로 돌아온다.
엉덩이를 들어 올렸다가 내리며 40초간 반복한다.

**트레이너의 한마디**

호흡은 엉덩이를 들어 올릴 때 내쉬고, 제자리로 돌아올 때 들이마셔요.
작고 동그란 엉덩이 만드는 데 정말 효과적인 동작이에요. 빠르게 여러 번 하는 것보다
천천히 엉덩이 근육의 자극을 느끼며 하는 것이 중요해요.

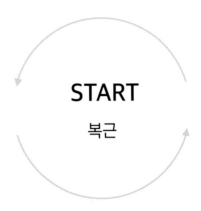

# START
## 복근

군살 없이 탄탄한 배는 잘 관리한 몸매의 상징이다. 초급 레벨 복근 프로그램에서는 배에 쌓인 지방을 태우고 11자 복근을 만들기 위해 큰 근육을 자극할 수 있는 기초운동 4가지를 소개한다.

유산소운동인 하이 니 업으로 불필요한 체지방을 태우고 슬로 마운틴 클라이머와 플랭크로 복근을 비롯한 전신의 근육을 자극해보자. 특히 슬로 마운틴 클라이머과 플랭크 동작은 척추기립근 등 코어근육을 발달시키는 데 효과적이다. 슬라이드 크런치에서는 복근을 집중적으로 자극할 수 있다.

복근 운동은 호흡법이 중요하다. 근육이 수축하는 자세에서 숨을 내쉬어야 복근 운동의 효과를 쉽게 볼 수 있다.

복근은 작은 근육들이 모여 있어 가장 지치기 쉬운 운동으로 다른 부위운동과 함께 할 때 복근 운동을 맨 앞으로 배치하면 힘이 빠져 나머지 운동들을 제대로 따라 하지 못한다. 다른 운동과 병행할 때는 맨 마지막에 배치하도록 한다.

## 진행 방법

동작당 40초씩 실시한 뒤 20초간 휴식하고, 4가지 동작이 모두 끝나면 1분간 휴식한다.
4가지 동작+1분 휴식을 1세트로 총 3세트 반복한다.

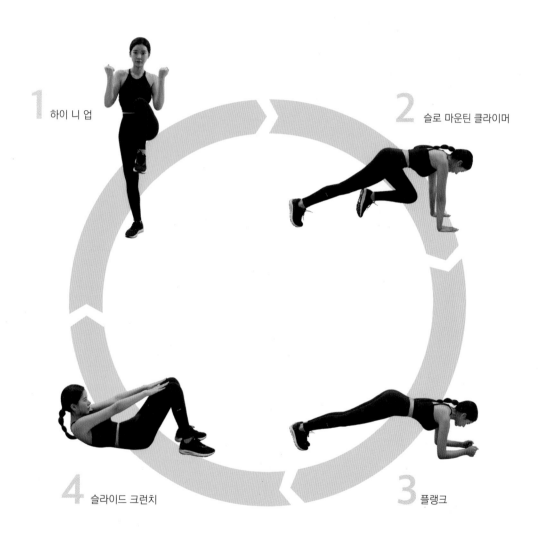

1 하이 니 업

2 슬로 마운틴 클라이머

3 플랭크

4 슬라이드 크런치

# 초급

# 하이 니 업

40회 / 40초

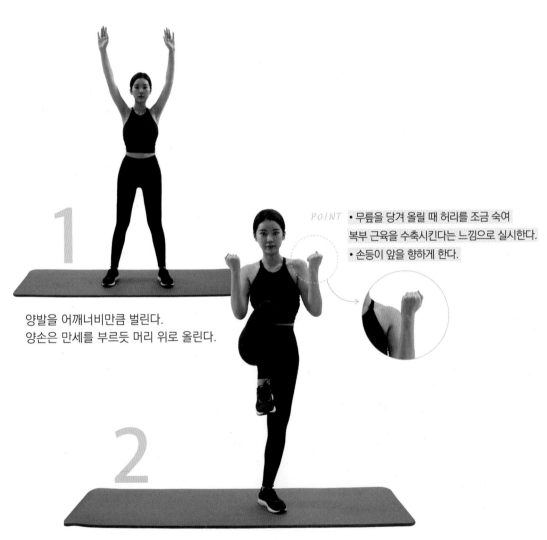

**1**

양발을 어깨너비만큼 벌린다.
양손은 만세를 부르듯 머리 위로 올린다.

*POINT* • 무릎을 당겨 올릴 때 허리를 조금 숙여
복부 근육을 수축시킨다는 느낌으로 실시한다.
• 손등이 앞을 향하게 한다.

**2**

왼쪽 무릎을 골반 높이까지 당겨 올리면서
양팔을 무릎 쪽으로 당겨 내린다. 숨은 짧게 내쉰다.

양손을 머리 위로 뻗은 다음 한쪽 무릎을 번갈아 올리며 팔을 동시에 무릎 쪽으로 내리는
동작. 복근을 자극하는 것과 동시에 유산소운동 효과를 볼 수 있다.

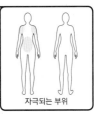

자극되는 부위

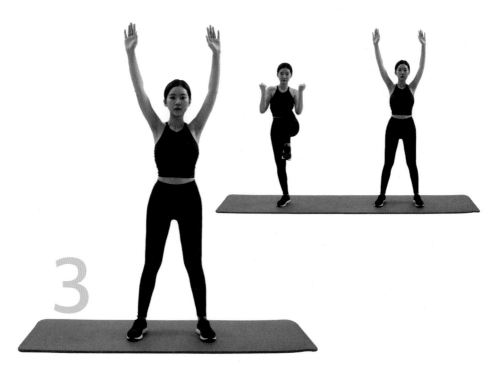

3

시작자세로 돌아온 뒤 오른쪽 다리도 같은 방법으로 실시한다.
양쪽 무릎을 번갈아 올리며 40초간 반복한다.

**트레이너의
한마디**

호흡은 팔 올릴 때 들이마시고, 내릴 때 내쉽니다.
복근 운동은 유산소운동과 병행되어야 선명하고 예쁜 11자 복근을 만들 수 있어요.
간단한 동작이지만 효과가 좋으니 틈날 때마다 시행해보세요.

# 초급

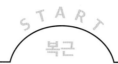

# 슬로 마운틴 클라이머

30회 / 40초

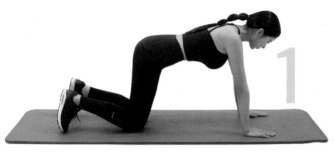

양손을 어깨너비보다 조금 넓게 벌린 채 바닥을 짚고
무릎을 굽혀 엎드린다.

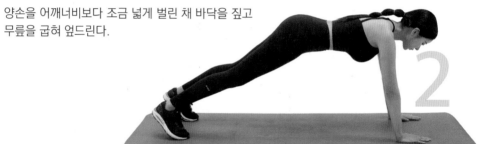

두 다리를 펴고 엉덩이와 허리를 들어 올려 푸시업 자세를 만든다.

POINT 허리를 곧게 세우고
두 다리가 구부러지지 않게 주의한다.

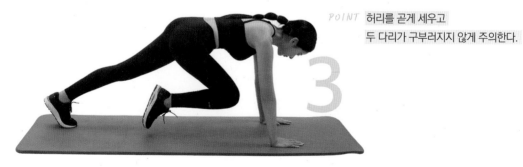

오른쪽 무릎을 가슴 쪽으로 당겨 올린다.
무릎을 당겨 올릴 때 숨은 짧게 내쉰다.

푸시업 자세를 유지하며 무릎을 한쪽씩 가슴 쪽으로 당겨오는 동작. 전신의 근육을 모두 자극하는 것과 동시에 유산소운동 효과가 뛰어나 체지방을 빼는 데 매우 효과적이다.

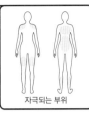

자극되는 부위

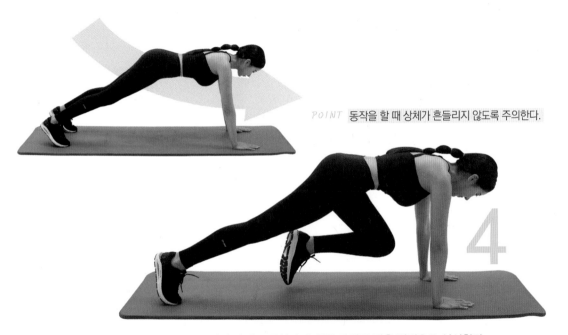

*POINT* 동작을 할 때 상체가 흔들리지 않도록 주의한다.

푸시업 자세로 돌아가서 왼쪽 다리도 같은 방법으로 실시한다.
한 다리씩 번갈아 당겨 올리며 40초간 반복한다.

**트레이너의 한마디** 호흡은 무릎을 올릴 때 내쉬고, 제자리로 돌아갈 때 들이마셔요.
초급 레벨에서는 정확한 동작을 익히는 데 집중하고, 동작이 익숙해지면 연속 동작으로 하세요.

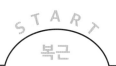

# 초급

START
복근

# 플랭크

40초

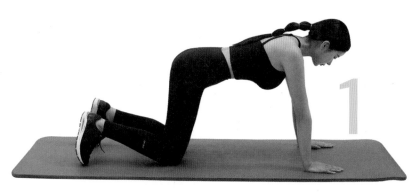

양손을 어깨너비보다 조금 넓게 벌린 채 바닥을 짚고
무릎을 굽혀 엎드린다.

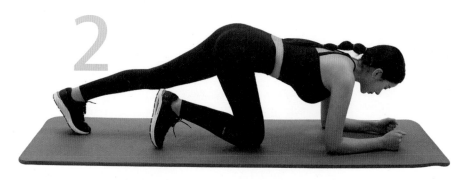

양쪽 팔꿈치를 바닥에 닿게 하고 한쪽씩 다리를 편다.
온몸이 일직선이 되도록 들어 올린다.

푸시업 자세에서 팔과 어깨를 수직으로 만들어 버티는 동작. 척추 기립근과 같은 코어 근육은 물론 전신 근육을 단련하는 데 효과적이다.

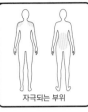

자극되는 부위

*POINT* • 어깨와 팔꿈치가 수직을 이뤄야 한다.
• 엉덩이를 너무 들거나 허리가 구부러지지 않도록 주의한다.

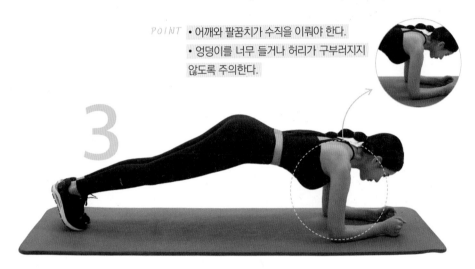

3

자세가 흐트러지지 않도록 주의하며 40초간 버틴다.
숨은 깊게 들이마쉰 뒤 천천히 내쉰다.

**트레이너의 한마디** 호흡은 편안하게 내쉽니다.
한 번에 40초 버티기가 너무 힘들면 10초씩 끊어서 실시하세요.

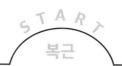

START
복근

# 슬라이드 크런치

20회 / 40초

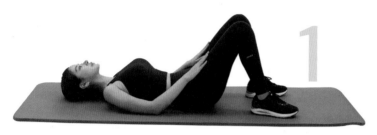

똑바로 누워 무릎을 세우고 양손은 허벅지 위에 올린다.

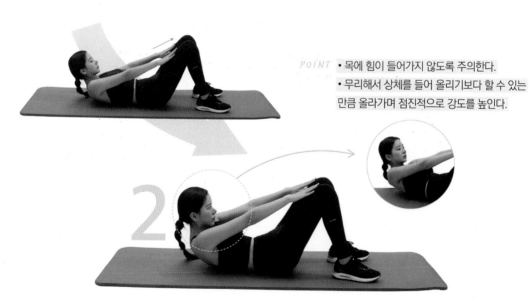

*POINT* • 목에 힘이 들어가지 않도록 주의한다.
• 무리해서 상체를 들어 올리기보다 할 수 있는
만큼 올라가며 점진적으로 강도를 높인다.

양 손바닥을 무릎 쪽으로 부드럽게 밀면서 상체를 들어 올린다.

손바닥으로 허벅지를 미끄러지듯 밀며 상체를 말아 올리는 동작. 복부 근육 전체를 자극해 집중적으로 복근을 만들 수 있다.

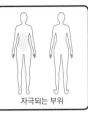

자극되는 부위

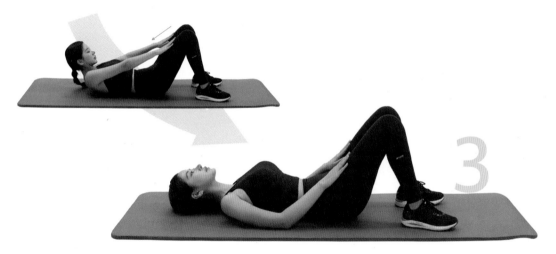

3

숨을 들이마시며 천천히 시작자세로 돌아온다.
상체를 들어 올렸다 내리며 40초간 반복한다.

**트레이너의 한마디** 호흡은 올라갈 때 내쉬고, 제자리로 돌아올 때 들이마셔요.
복부 근육은 숨을 내쉴 때 수축하기 때문에 복근 운동은 숨을 내쉬며 동작해야 한다는 것을 잊지 마세요.

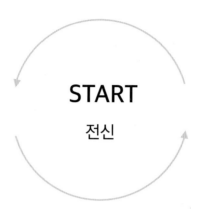

# START
## 전신

앞서 소개한 부위 프로그램이 한 부위를 집중적으로 강화하는 운동이었다면, 전신 프로그램에서는 온몸의 근육을 골고루 자극하는 유산소운동을 소개한다. 이번 프로그램의 트위스트 니 업과 원 레그 점핑 니 킥, 버피 스텝과 홀드 푸시업 점핑잭으로 복부와 허벅지 앞쪽, 가슴, 어깨, 코어 근육들을 균형 있게 강화할 수 있다. 4가지 동작 모두 운동이 서툰 사람들도 쉽게 따라 할 수 있고, 강도 높은 중급·고급 레벨 프로그램을 따라 하기에 앞서 관절과 근육의 가동범위를 늘려주는 역할을 하니 빠짐없이 모두 따라 하도록 한다.

초급자 과정인 만큼 너무 무리해 부상을 입지 않도록 주의하고 동작을 정확하게 익히는 데 집중하도록 한다. 운동을 꾸준히 해온 숙련자라면 정해진 시간 동안 정확한 자세로 최대한 많은 횟수를 실시해 심박수를 올리고 운동 루틴을 몸에 익히는 데 집중한다.

## 진행 방법

동작당 40초씩 실시한 뒤 20초간 휴식하고, 4가지 동작이 모두 끝나면 1분간 휴식한다.
4가지 동작+1분 휴식을 1세트로 총 3세트 반복한다.

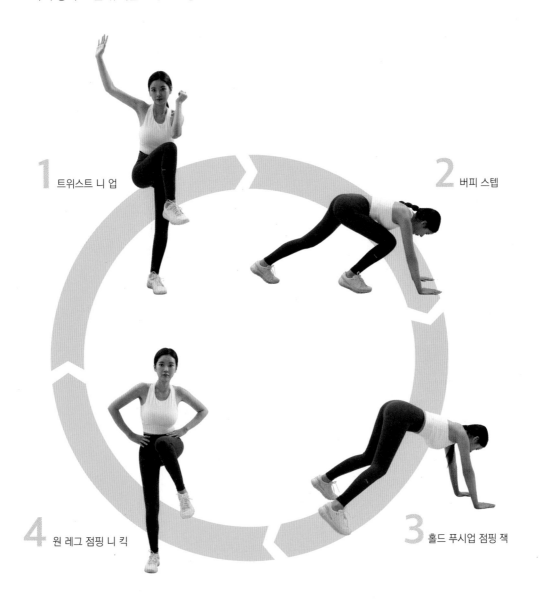

**1** 트위스트 니 업

**2** 버피 스텝

**3** 홀드 푸시업 점핑 잭

**4** 원 레그 점핑 니 킥

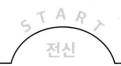

전신

# 트위스트 니 업

40회 / 40초

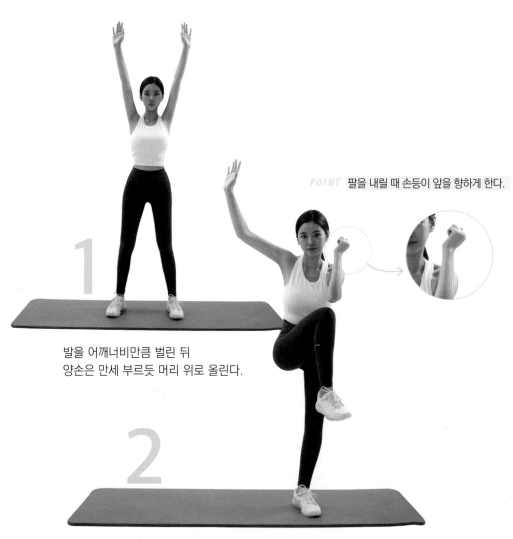

**1**

발을 어깨너비만큼 벌린 뒤
양손은 만세 부르듯 머리 위로 올린다.

*POINT* 팔을 내릴 때 손등이 앞을 향하게 한다.

**2**

오른쪽 무릎을 대각선으로 당겨 올리면서
왼쪽 팔꿈치를 무릎 쪽으로 내린다.

무릎을 가슴 높이로 당겨 올려 팔꿈치와 무릎이 만나게 하는 동작. 복부와 하체 근육을
단련하고 체지방을 연소하는 데 효과적이다.

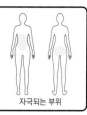

자극되는 부위

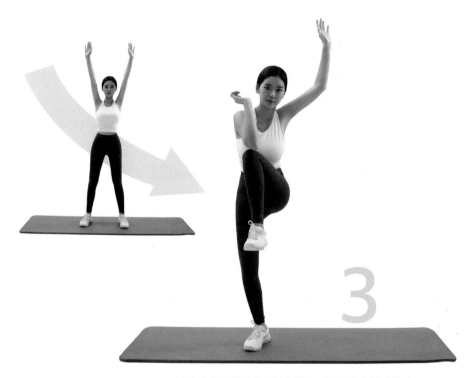

시작자세로 돌아온 뒤 반대쪽도 동일하게 실시한다.
40초간 반복한다.

**트레이너의
한마디**   호흡은 무릎을 당겨 올릴 때 내쉬고 제자리로 돌아갈 때 들이마셔요.

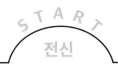

START
전신

# 버피 스텝

10회 / 40초

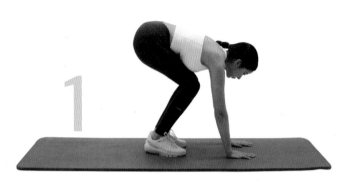

무릎을 굽히고 양손으로 바닥을 짚는다.

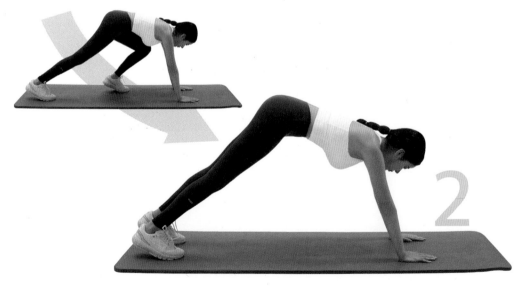

오른발과 왼발을 순서대로 뒤로 뻗어 엎드린 자세를 만든다.

다리를 한 번에 뻗지 않는 초급자용 버피. 한 다리씩 뒤로 뻗어 초보자도 쉽게 따라 할 수 있고 상체와 하체 근육을 동시에 자극할 수 있다.

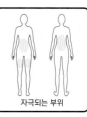

자극되는 부위

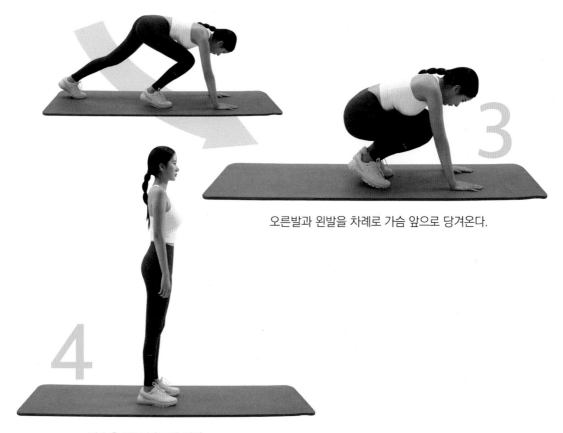

오른발과 왼발을 차례로 가슴 앞으로 당겨온다.

가슴을 펴고 바르게 선다.
동작을 연결해 40초간 반복한다.

**트레이너의 한마디**
호흡은 엎드린 상태에서 들이마시고 올라올 때 내쉽니다.
한 다리씩 움직이는 것을 1박자라고 생각하고 뻗고 돌아오는 동작을 4박자 안에서 리듬감 있게 실시해보세요.

# 초급

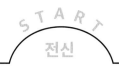

# 홀드 푸시업 점핑 잭

50회 / 40초

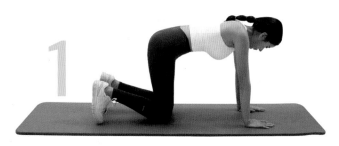

양손은 어깨너비보다 조금 넓게 벌린 채
바닥을 짚고 무릎을 굽혀 엎드린다.

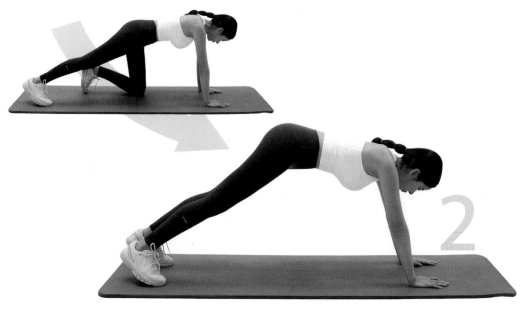

무릎을 쭉 펴면서 엉덩이와 허리를 들어 올려
푸시업 자세를 만든다.

푸시업 자세로 버티며 양발을 바깥으로 벌렸다 모으는 동작. 팔과 코어 근육, 복근을 한꺼번에 자극할 수 있다.

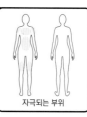

자극되는 부위

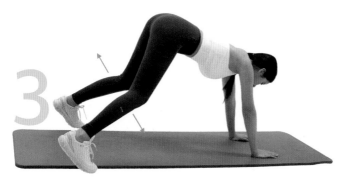

상체는 유지한 채 가볍게 점프해 양발을 넓게 벌린다.

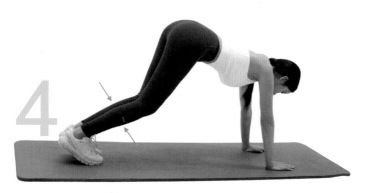

다시 점프해 양발을 모은다.
양발을 리듬감 있게 벌렸다 모으며 40초간 반복한다.

**트레이너의 한마디** 호흡은 다리를 벌릴 때 내쉬고 모을 때 들이마셔요.

# 초급

## 원 레그 점핑 니킥

45회 / 40초

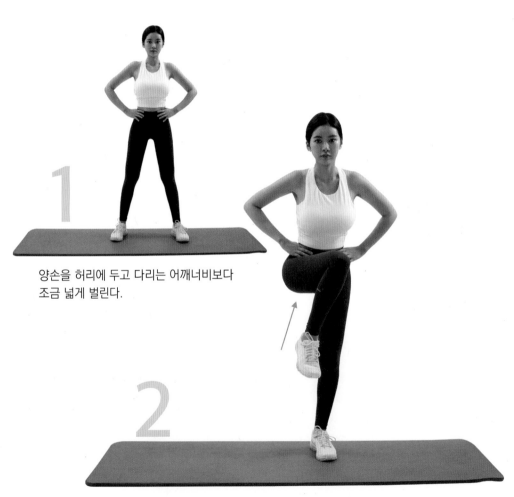

**1** 양손을 허리에 두고 다리는 어깨너비보다
조금 넓게 벌린다.

**2** 오른쪽 다리부터 캉캉 춤을 추듯 무릎을 두 번씩 들어 올린다.
무릎을 올릴 때 숨을 짧게 내쉰다.

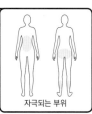

# SAT

캉캉 춤을 추듯 한발씩 번갈아 무릎을 차올리는 동작. 복근과 하체 근육을 단련시키는 데 효과적이다.

자극되는 부위

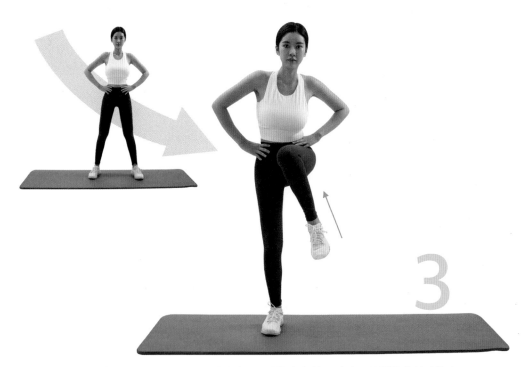

3

제자리로 돌아왔다가 왼쪽 다리도 동일하게 실시한다.
40초간 반복한다.

**트레이너의 한마디** 호흡은 무릎을 올릴 때 내쉬고 제자리로 돌아올 때 들이마셔요.
캉캉 춤을 추듯 리듬감 있고 재미있게 실시해보세요.

# STEP 2

## 3~4주차
## 중급 프로그램

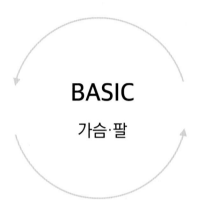

# BASIC
## 가슴·팔

초급 레벨에서 팔의 큰 근육을 자극하고 관절의 가동범위를 늘렸으니 본격적으로 팔 라인을 매끄럽게 다듬을 차례다. 중급에서는 덤벨로 중량을 추가해 운동 효과를 높였다. 초급부터 잘 따라 했다면 중급부터 팔이 가늘어지고 탄력이 생긴 모습을 보게 될 것이다.

이번 프로그램은 암 워킹 숄더 터치과 암 스텝으로 팔과 어깨 등 상체 라인을 매끄럽게 다듬고, 코어 근육을 자극해 신체의 밸런스를 향상시키는 동작으로 구성되어 있다. 푸시업을 쉽게 변형한 껌 푸시업으로는 탄력 있는 가슴 라인을 만들 수 있다. 덤벨 체스트프레스와 덤벨 체스트플라이 동작 모두 누워서 덤벨을 들어 올리는 동작으로, 자세가 비슷한 듯 보일 수 있으나 자극점이 전혀 다르다. 체스트프레스가 가슴과 어깨에 걸친 큰 가슴근육을 자극한다면, 체스트플라이는 가슴 안쪽의 근육을 채워 가슴 근육의 균형을 맞춰준다.

일반적으로 덤벨 중량 하나당 2kg를 기준으로 하되, 다른 사람에 비해 근력이 많이 약하다면 1kg 혹은 1.5kg를 고르도록 한다.

## 진행 방법

동작당 40초씩 실시한 뒤 20초간 휴식하고, 5가지 동작이 모두 끝나면 1분간 휴식한다.
5가지 동작+1분 휴식을 1세트로 총 3세트 반복한다.

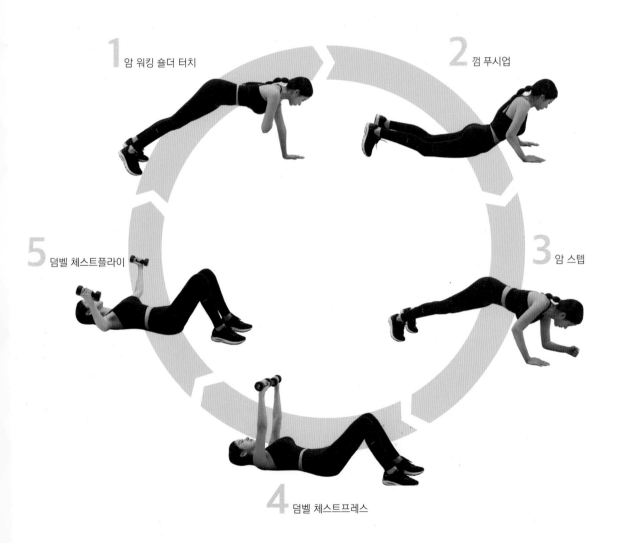

**1** 암 워킹 숄더 터치

**2** 껌 푸시업

**3** 암 스텝

**4** 덤벨 체스트프레스

**5** 덤벨 체스트플라이

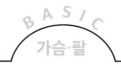

BASIC
가슴·팔

# 암 워킹 숄더 터치

7회 / 40초

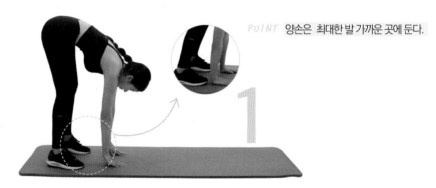

POINT 양손은 최대한 발 가까운 곳에 둔다.

허리를 숙여 양손으로 바닥을 짚는다.

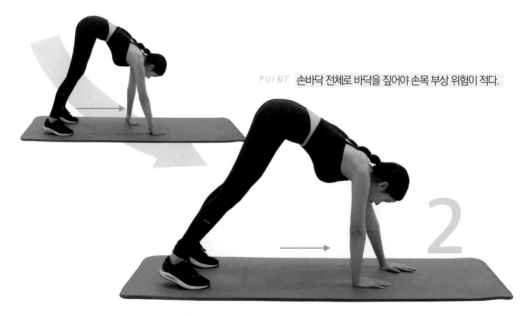

POINT 손바닥 전체로 바닥을 짚어야 손목 부상 위험이 적다.

무릎을 쭉 펴고 발끝을 고정한 상태로 양손으로 기어가듯 번갈아
팔을 앞으로 내딛는다.

발을 고정한 상태에서 양팔로 기어가 푸시업 자세를 만든 뒤 한 손씩 반대편 어깨를 터치하는 동작. 코어 근육을 자극해 신체 밸런스를 향상시키고 팔과 어깨의 라인을 다듬어준다.

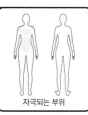

자극되는 부위

*POINT* 한손으로 어깨를 터치할 때 바닥을 짚은 손의 팔꿈치가 완전히 펴지지 않도록 한다.

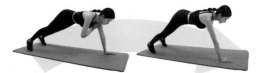

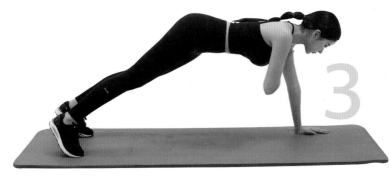

푸시업 자세가 되면 오른손으로 왼쪽 어깨를 터치한다.
같은 방법으로 왼손도 실시한다.

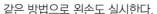

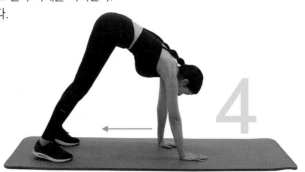

뒷걸음치듯 한손씩 뒤로 내딛어 제자리로 돌아와 똑바로 선다.
40초간 반복한다.

**트레이너의
한마디**

호흡은 편안하게 하세요.
어깨랑 팔을 쉬지 않고 움직이는 힘든 동작이지만 예쁜 팔 라인을 만들 수 있으니 포기
하지 말고 최대한 많이 하세요.

# 중급

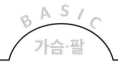

가슴·팔

# 껌 푸시업

10회 / 40초

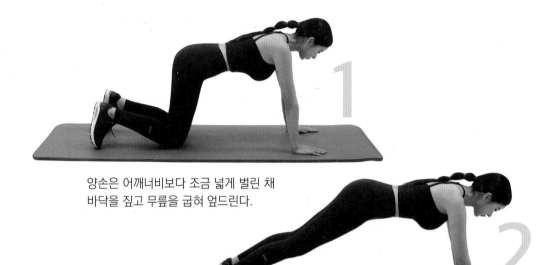

양손은 어깨너비보다 조금 넓게 벌린 채
바닥을 짚고 무릎을 굽혀 엎드린다.

무릎을 쭉 펴면서 엉덩이와 허리를 들어 올린다.
몸 전체를 힘을 줘 푸시업 자세를 만든다.

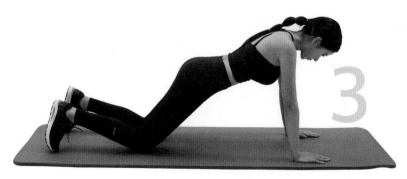

상체는 유지한 채 양쪽 무릎을 아래로 내려 바닥에 닿게 한다.

무릎을 바닥에 댄 채 상체를 아래로 내렸다 들어 올리는 푸시업 변형 동작. 초보자도 쉽게
팔굽혀펴기를 할 수 있도록 변형한 동작으로 가슴 라인을 탄력 있게 만드는 데 효과적이다.

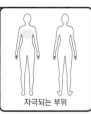

자극되는 부위

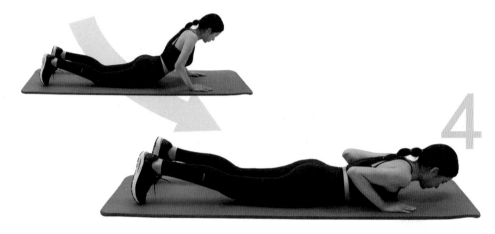

팔굽혀펴기 하듯 양쪽 팔을 버티면서 몸을 내려
상체를 바닥에 붙인다.

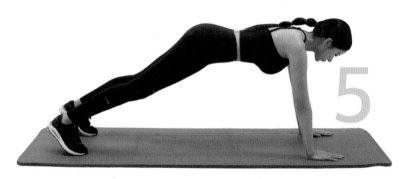

팔을 펴 상체를 들어 올린다. 팔을 펼 때 무릎도 함께 들어 올려
푸시업 자세로 돌아온다. 동작을 연결해 40초간 반복한다.

**트레이너의 한마디**

호흡은 내려갈 때 들이마시고, 올라올 때 내쉽니다.
몸을 내릴 때, 가슴근육으로 체중을 버티는 것이 포인트. 올라올 때도 팔이 아닌 가슴
으로 밀어내는 느낌으로 실시해야 예쁜 가슴 라인을 만들 수 있어요.

# 중급

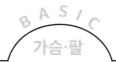

BASIC
가슴·팔

# 암 스텝

10회 / 40초

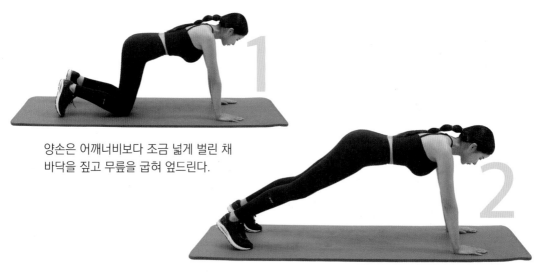

양손은 어깨너비보다 조금 넓게 벌린 채
바닥을 짚고 무릎을 굽혀 엎드린다.

두 다리를 펴고 엉덩이와 허리를 들어 올려 푸시업 자세를 만든다.

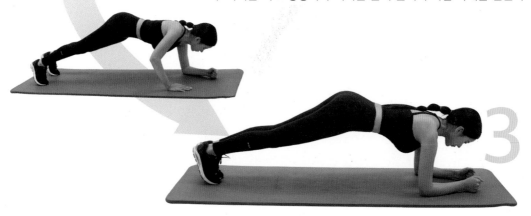

한쪽 팔씩 90도로 굽혀 플랭크 자세를 만든다.

푸시업 자세에서 팔만 차례대로 움직여 플랭크 자세를 취하고 다시 푸시업으로 돌아가는
동작. 팔과 어깨, 등 라인의 군살을 제거하는 데 효과적이다.

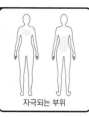

자극되는 부위

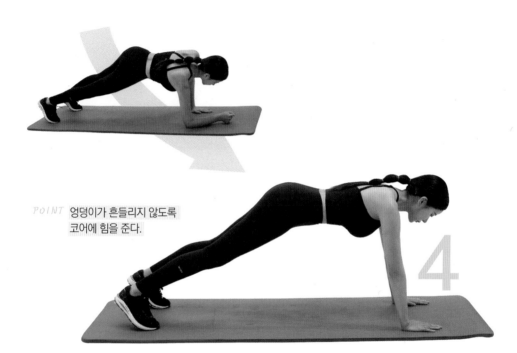

*POINT* 엉덩이가 흔들리지 않도록
코어에 힘을 준다.

잠깐 플랭크 자세를 유지한 뒤 한쪽 팔씩
팔꿈치를 펴 푸시업 자세로 돌아간다. 40초간 반복한다.

**트레이너의
한마디** 호흡은 내려갈 때 들이마시고 올라올 때 내쉽니다.
동작이 너무 힘들면 양쪽 무릎을 바닥에 대고 실시하세요. 중간에 쉬지 않고 꾸준히
하는 것이 중요해요.

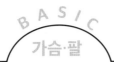

BASIC
가슴·팔

# 덤벨 체스트 프레스

10회 / 40초

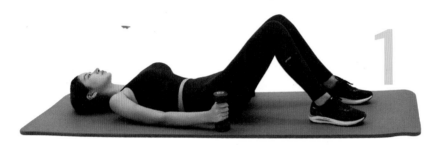

바닥에 누워 무릎을 세우고 양손에 덤벨을 쥔다.

*POINT* 가슴을 최대한 내밀어 허리와 바닥 사이에 공간이 생기도록 한다.

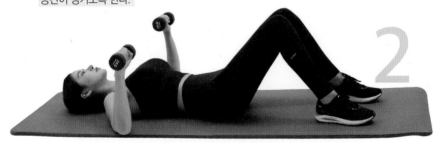

가슴과 팔꿈치, 덤벨이 90도가 되도록 팔꿈치를 구부린다.

바닥에 등을 대고 누운 상태에서 덤벨을 들어 올리는 동작. 가슴 근육 전체를 자극해
상체의 군살을 제거하고 가슴 근육의 모양을 섬세하게 다듬어준다.

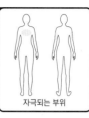

자극되는 부위

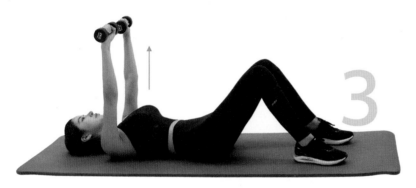

양손을 위로 뻗는다. 이때 팔꿈치는 완전히 펴지 않고,
살짝 굽혀진 상태까지만 편다.

*POINT* 내리는 동작에서 양팔이 바깥으로 벌어지지 않고
평행을 유지하도록 한다.

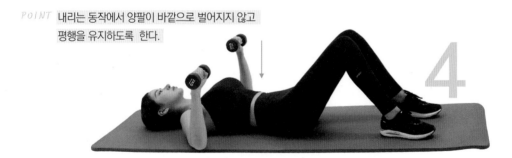

팔을 천천히 내려 가슴과 덤벨의 각도가 90도가 되도록 한다.
동작을 연결해 40초간 반복한다.

**트레이너의
한마디**  호흡은 덤벨을 내릴 때 들이마시고, 올릴 때 내쉽니다.
팔을 내릴 때 가슴 근육의 저항을 느끼며 반복 실시해야 가슴 라인이 예뻐져요.

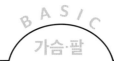

BASIC
가슴·팔

# 덤벨 체스트 플라이

15회 / 40초

*POINT* 가슴을 최대한 내밀어 허리와 바닥 사이에
공간이 생기게 한다.

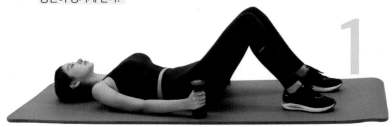

바닥에 누워 무릎을 세우고 양손에 덤벨을 쥔다.

*POINT* 팔꿈치는 완전히 펴지 않고
살짝 굽혀진 상태를 유지한다.

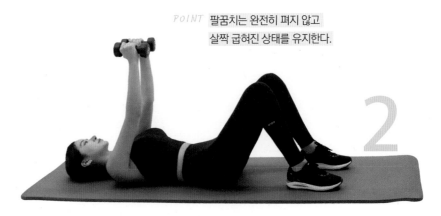

양손을 위로 뻗는다.

바닥에 누운 채로 덤벨을 들어 날갯짓을 하듯 움직이는 동작. 가슴 안쪽 근육을 키우는 데 효과적이다.

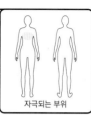

자극되는 부위

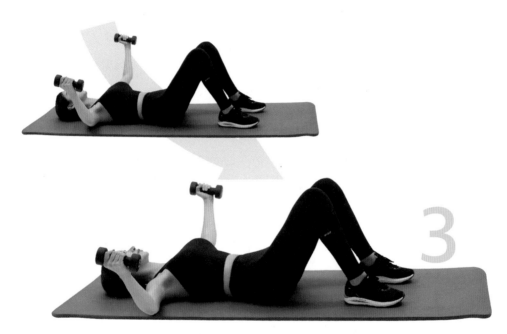

날갯짓을 하듯 양팔을 천천히 내렸다 올린다.
동작을 연결해 40초간 반복한다.

**트레이너의
한마디**
호흡은 덤벨을 내릴 때 들이마시고, 올릴 때 내쉽니다.
팔을 내릴 때는 가슴과 어깨가 연결되는 부위가 쭉 늘어난다는 느낌이 들어야 제대로 된
동작인 거예요.

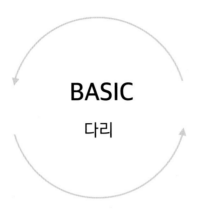

# BASIC
## 다리

초급 레벨에서 허벅지 앞뒤 큰 근육을 자극하고 관절의 가동범위를 늘렸다면 이제 본격적으로 다리 라인을 매끈하고 탄력 있게 다듬어보자.

이 프로그램에서 하체 근육을 균형 있게 자극하는 5가지 동작을 소개한다. 드롭 아웃과 워킹 런지로 허벅지와 엉덩이 근육을 자극하고 덤벨 프론트 스쿼트로 허벅지 안쪽 근육을 탄력 있게 다듬어보자. 스케이터 점프로는 종아리를 날씬하게 만들고, 덤벨 스티프 데드리프트로 하체 뒤쪽 근육을 길게 늘려 매끈한 다리 라인을 완성할 수 있다.

강도가 높은 하체 근력운동을 하면 근육이 일시적으로 부풀어 오를 수 있다. 이는 혈액이 운동 부위에 몰려 생기는 일시적인 현상으로, 운동 끝나고 30분에서 1시간만 지나도 자연스럽게 부어오른 근육 부피가 원래대로 줄어든다. 이렇게 근육을 자극해 부풀었다 줄어드는 과정이 반복되면 우리 몸의 근육이 탄력이 생긴다.

## 진행 방법

동작당 40초씩 실시한 뒤 20초간 휴식하고, 5가지 동작이 모두 끝나면 1분간 휴식한다.
5가지 동작+1분 휴식을 1세트로 총 3세트 반복한다.

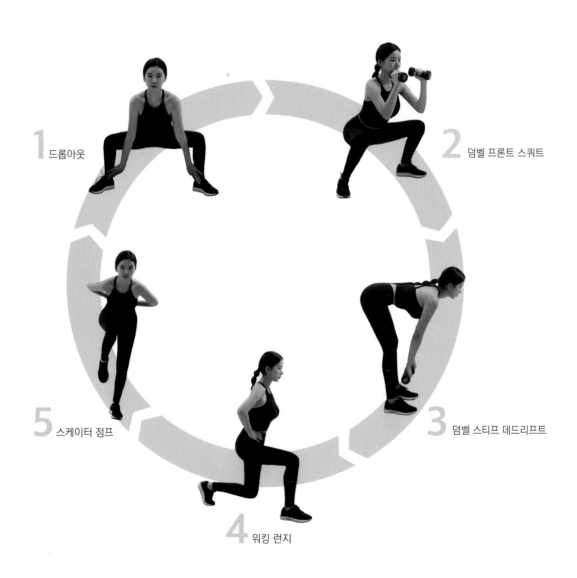

1 드롭아웃

2 덤벨 프론트 스쿼트

3 덤벨 스티프 데드리프트

4 워킹 런지

5 스케이터 점프

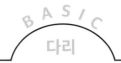

BASIC
다리

# 드롭아웃

25회 / 40초

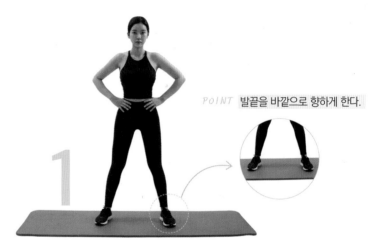

**1**

*POINT* 발끝을 바깥으로 향하게 한다.

다리를 어깨너비로 벌리고 양손은 허리에 올린다.

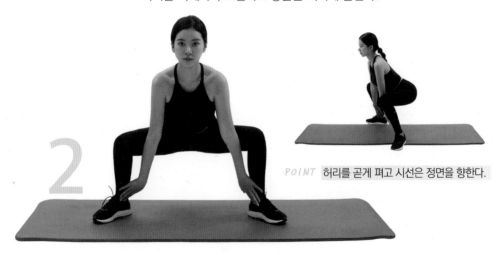

**2**

*POINT* 허리를 곧게 펴고 시선은 정면을 향한다.

무릎을 굽히고 엉덩이를 뒤로 빼 스쿼트 자세를 취한 상태에서
양손으로 안쪽 복사뼈를 가볍게 터치한다.

와이드 스쿼트와 제자리 뛰기를 연결해 반복하는 동작. 두 가지 동작을 연속해 시행하기 때문에 체지방 연소 효과가 뛰어나고 하체 근육을 골고루 자극할 수 있다.

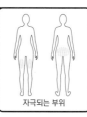

자극되는 부위

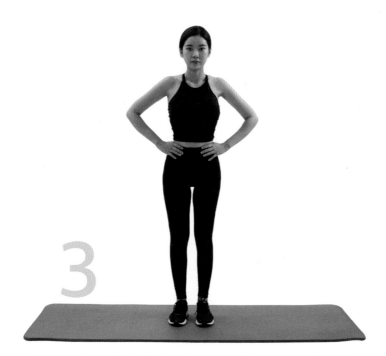

제자리에서 점프하며 양발을 모아 선다. 착지하며 양손은 다시 허리로 가져간다. 리듬감 있게 40초간 반복한다.

**트레이너의 한마디** 호흡은 내려갈 때 들이마시고, 올라올 때 내쉽니다.
스쿼트 자세를 취할 때 가슴은 쭉 펴고, 엉덩이를 최대한 쭉 빼는 것을 잊지 마세요.

# 중급

# 덤벨 프론트 스쿼트

## 20회 / 40초

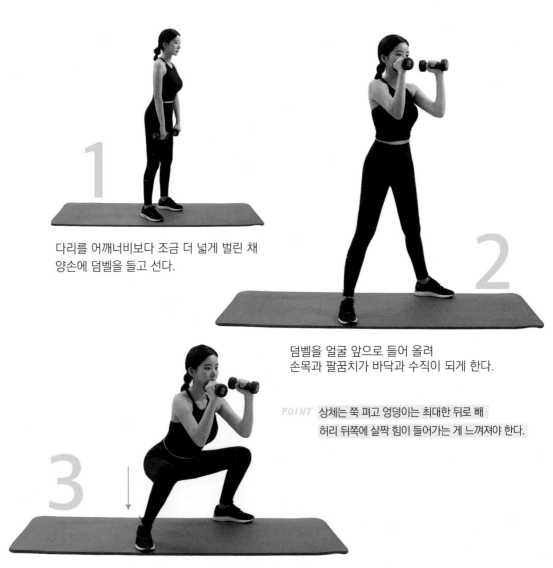

다리를 어깨너비보다 조금 더 넓게 벌린 채
양손에 덤벨을 들고 선다.

덤벨을 얼굴 앞으로 들어 올려
손목과 팔꿈치가 바닥과 수직이 되게 한다.

POINT 상체는 쭉 펴고 엉덩이는 최대한 뒤로 빼
허리 뒤쪽에 살짝 힘이 들어가는 게 느껴져야 한다.

무릎을 천천히 굽혀 내려갈 수 있을 만큼 내려간다.

덤벨 중량을 더한 스쿼트 동작. 하체의 근력을 향상시키고 다리 라인을 다듬어주며 흉추와 요추의 가동범위를 넓혀준다.

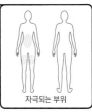

자극되는 부위

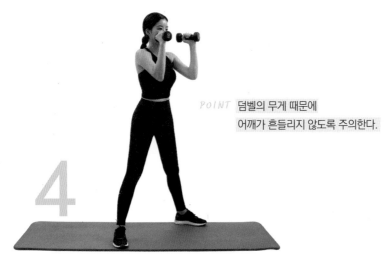

*POINT* 덤벨의 무게 때문에 어깨가 흔들리지 않도록 주의한다.

**4**

다시 일어서 ②의 자세로 돌아온다.
아래로 앉았다 일어서며 40초간 반복한다.

*TIP* 덤벨 두 개가 무겁다면 하나로 해도 된다.

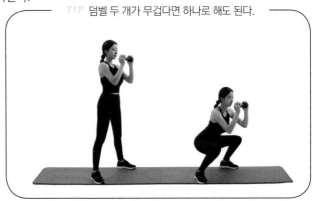

**트레이너의
한마디** 호흡은 내려갈 때 들이마시고, 올라올 때 내쉽니다.
덤벨 무게 때문에 어깨나 팔의 자세가 흐트러지기 쉬워요. 어깨를 고정한 상태에서
스쿼트를 하는 것이 운동 효과를 높이는 포인트입니다.

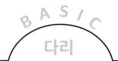

BASIC
다리

# 덤벨 스티프 데드리프트

15회 / 40초

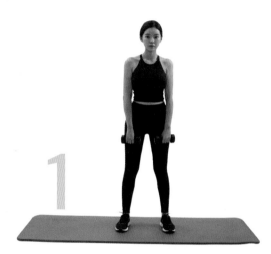

1

양손에 덤벨을 하나씩 들고 다리를 어깨너비로
벌려 똑바로 선다.

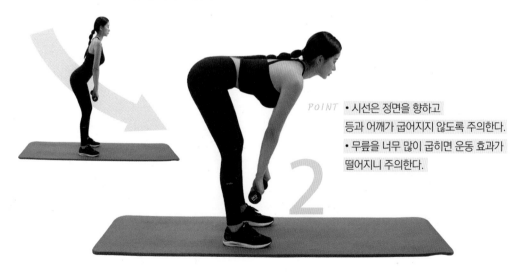

2

*POINT* • 시선은 정면을 향하고
등과 어깨가 굽어지지 않도록 주의한다.
• 무릎을 너무 많이 굽히면 운동 효과가
떨어지니 주의한다.

무릎을 살짝 굽힌 뒤 엉덩이를 뒤로 밀며 천천히 상체를 숙인다.
내려갈 수 있는 만큼 최대한 내려간다.

무릎을 살짝 굽힌 뒤 덤벨을 들고 상체를 깊숙이 숙이는 데드리프트 변형 동작. 엉덩이부터
하체 뒤쪽 근육을 쭉 늘려 슬림한 다리 라인을 만들어준다.

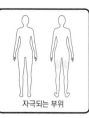

자극되는 부위

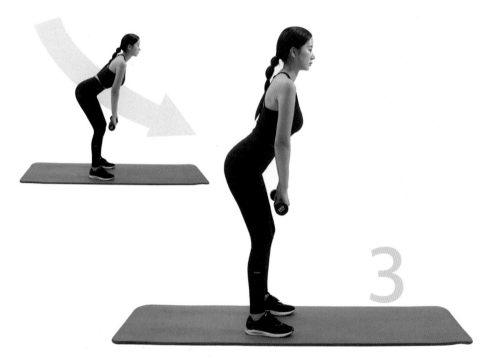

천천히 상체를 들어 올린다.
상체를 숙였다 올리며 40초간 반복한다.

**트레이너의
한마디**   호흡은 올라올 때 들이마시고 내려갈 때 내쉽니다.

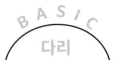

BASIC
다리

# 워킹 런지

20회 / 40초

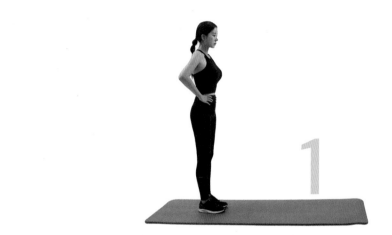

양손을 허리에 두고 똑바로 선다.

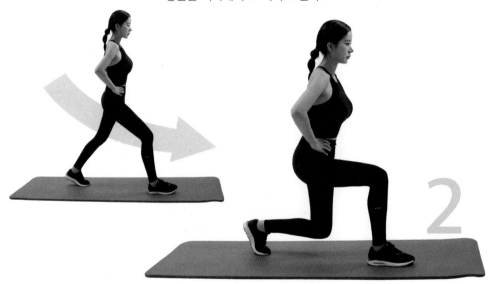

오른발을 앞으로 넓게 뻗은 뒤
오른쪽 무릎을 굽혀 바닥과 무릎이 수직이 되게 한다.

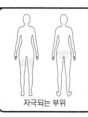

자극되는 부위

걷듯이 다리를 앞으로 넓게 뻗고 무릎을 수직으로 굽히는 런지 동작. 하체 근육의 좌우 밸런스를 잡는 데 효과적이다.

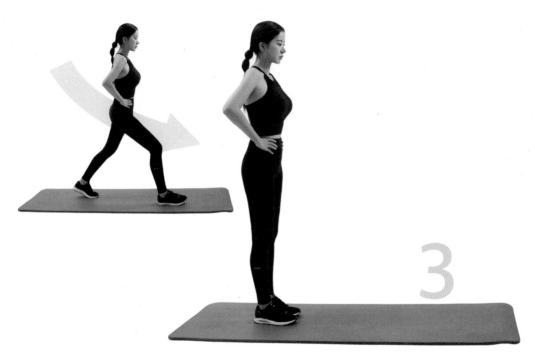

3

굽혔던 무릎을 펴고 다리를 뒤로 뻗어 다시 제자리로 돌아온다.
양발을 번갈아가며 40초간 반복한다.

**트레이너의 한마디**  호흡은 내려갈 때 들이마시고, 올라올 때 내쉽니다.
양 다리를 번갈아 했을 때 중심잡기가 힘들다면 한쪽 다리마다 10회씩 시행한 뒤
자세를 바꾸세요.

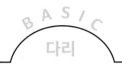

BASIC
다리

# 스케이터 점프

35회 / 40초

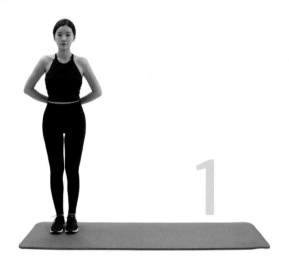

양손을 등 뒤에서 맞잡고 상체를 살짝 숙인다.

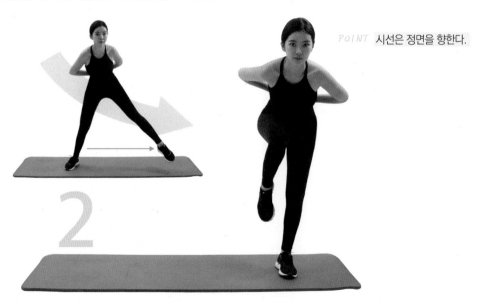

POINT  시선은 정면을 향한다.

왼발을 옆으로 뻗은 뒤 무릎을 굽혀 착지한다.
이때 오른발을 살짝 굽혀 왼쪽다리 옆에 붙인다.

스케이트 타듯 무릎을 굽혀 양옆으로 번갈아 점프하는 동작. 하체의 큰 근육부터 작은
근육들까지 전부 자극하며 하체 근육의 협응력을 기를 수 있다.

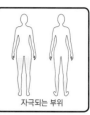

자극되는 부위

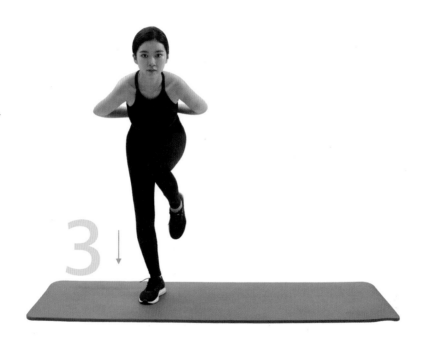

굽혔던 오른쪽 다리를 왼쪽으로 넓게 뻗으며 점프한다.
착지할 때 무릎을 조금 굽히고 따라온 왼쪽 다리는 옆에 붙인다.
동작을 연결해 40초간 반복한다.

**트레이너의
한마디**
호흡은 점프할 때 들이마시고 착지할 때 내쉽니다.
균형을 잡는 것이 가장 중요해요. 착지할 때 자세가 흐트러지지 않게 주의하세요.

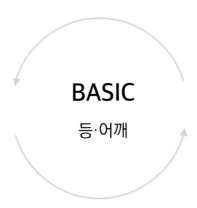

# BASIC
## 등·어깨

초급 등·어깨 프로그램에서 큰 근육을 자극해 군살을 빼는 데 집중했다면, 중급 프로그램에서는 강도를 더 높여 남은 군살을 완벽하게 없애고 척추기립근을 선명하게 강화해 섹시한 등을 만들어보자.

중급 프로그램에서는 효과적인 4가지 동작을 소개한다. 밴드 컨벤셔널 데드리프트로 척추 기립근뿐만 아니라 엉덩이와 허벅지 근육을 길게 늘인 다음 플라이 잭과 덤벨 벤트 오버 로우로 등의 군살을 제거해보자. 슈퍼맨 자세로 척추기립근과 엉덩이 근육을 강화할 수 있고, 덤벨 래터럴 레이즈로 삼각근을 자극해 곧고 반듯한 어깨 라인을 만들 수 있다. 특히 플라이 잭은 유산소운동으로 등뿐만 아니라 전신의 체지방을 빼는 데도 효과가 좋은 동작이다.

어깨 운동은 다른 부위보다 따라 하기 힘든 편이다. 하지만 그럴수록 포기하지 말고 최대한 끝까지 따라 하는 것이 좋다. 처음엔 힘들어도 꾸준히 하다 보면 점점 더 수월해진다.

동작당 40초씩 실시한 뒤 20초간 휴식하고, 5가지 동작이 모두 끝나면 1분간 휴식한다.
5가지 동작+1분 휴식을 1세트로 총 3세트 반복한다.

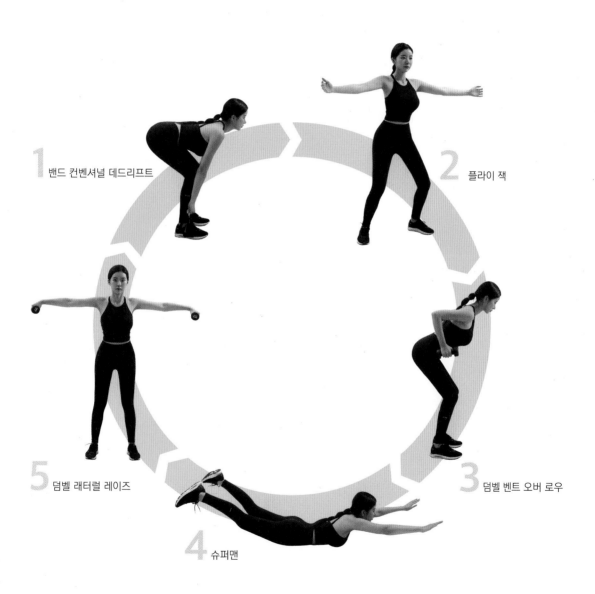

1 밴드 컨벤셔널 데드리프트

2 플라이 잭

3 덤벨 벤트 오버 로우

4 슈퍼맨

5 덤벨 래터럴 레이즈

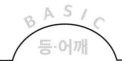

BASIC
등·어깨

# 밴드 컨벤셔널 데드리프트

15회 / 40초

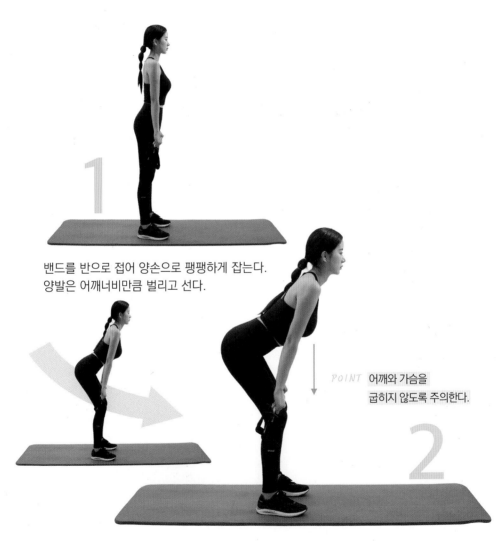

**1** 밴드를 반으로 접어 양손으로 팽팽하게 잡는다.
양발은 어깨너비만큼 벌리고 선다.

POINT 어깨와 가슴을
굽히지 않도록 주의한다.

**2** 시선은 정면을 바라보고 엉덩이를 최대한 뒤로 빼며 상체를 숙인다.

양손에 밴드를 잡고 상체를 완전히 숙여 시행하는 데드리프트 동작. 엉덩이와 허벅지 뒤쪽을 동시에 자극하는 데 효과적이다.

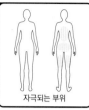

자극되는 부위

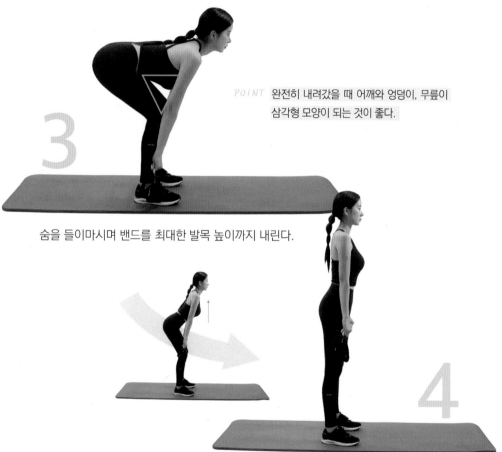

3

*POINT* 완전히 내려갔을 때 어깨와 엉덩이, 무릎이 삼각형 모양이 되는 것이 좋다.

숨을 들이마시며 밴드를 최대한 발목 높이까지 내린다.

4

숨을 내쉬며 천천히 허리를 세워 똑바로 선다.
동작을 연결해 40초간 반복한다.

**트레이너의 한마디** 호흡은 내려갈 때 들이마시고 올라올 때 내쉽니다.
처음부터 발목까지 내려가려고 하면 부상을 입을 수 있으므로 개인차에 따라 점진적으로 내려가세요.

# 중급

## 플라이 잭

40회 / 40초

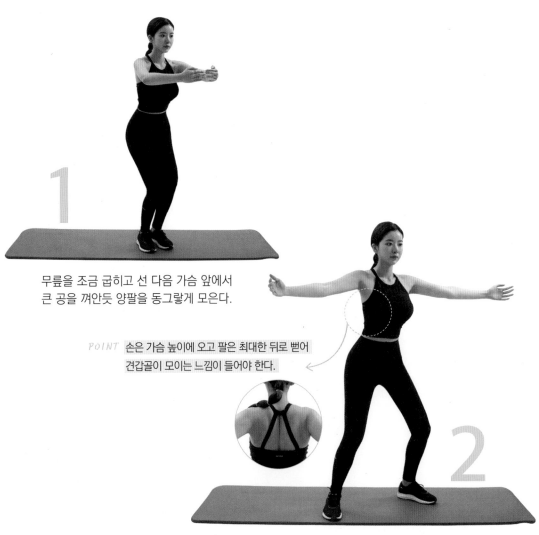

**1**

무릎을 조금 굽히고 선 다음 가슴 앞에서
큰 공을 껴안듯 양팔을 동그랗게 모은다.

*POINT* 손은 가슴 높이에 오고 팔은 최대한 뒤로 뻗어
견갑골이 모이는 느낌이 들어야 한다.

**2**

제자리에서 점프해 양발을 어깨너비만큼 벌리고 양팔을 쭉 편다.

제자리 뛰기하면서 날갯짓 하듯 양팔을 크고 둥글게 벌렸다 모으는 동작. 쉬운 동작이지만
등의 군살을 제거하고 체지방을 빼는 데 효과가 좋다.

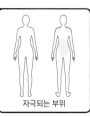

자극되는 부위

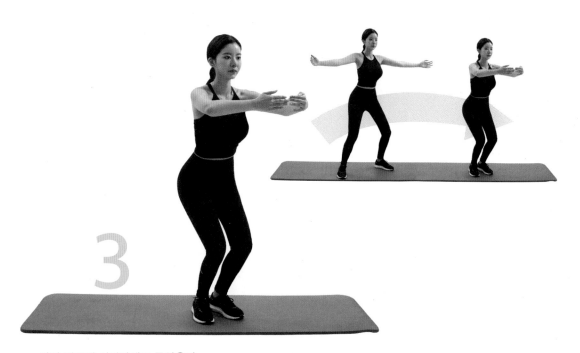

3

다시 점프해 시작자세로 돌아온다.
제자리 점프를 하면서 팔을 모았다 벌리는 동작을 40초간 반복한다.

**트레이너의
한마디** 호흡은 팔을 모을 때 들이마시고, 크게 벌릴 때 내쉽니다.
팔 자세는 가슴 앞에 짐볼을 껴안고 있듯 둥글게 만들어주세요.

# 중급

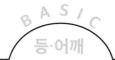

## 덤벨 벤트 오버 로우

25회/40초

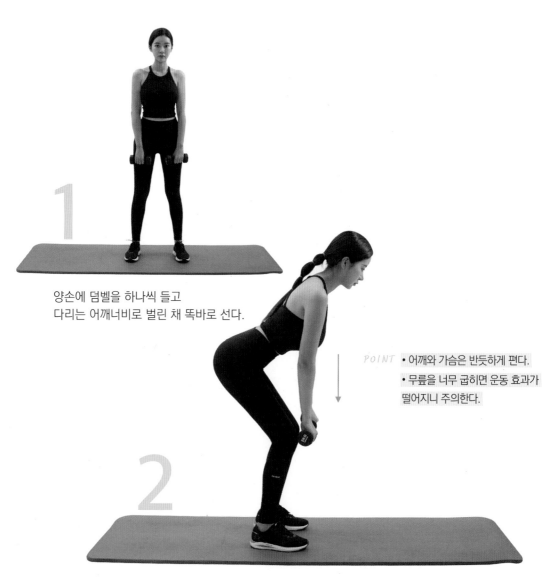

양손에 덤벨을 하나씩 들고
다리는 어깨너비로 벌린 채 똑바로 선다.

*POINT* • 어깨와 가슴은 반듯하게 편다.
• 무릎을 너무 굽히면 운동 효과가
떨어지니 주의한다.

상체를 45도로 숙이고 무릎을 조금 구부려 선다.

무릎을 조금 굽혀 선 채로 양손에 든 덤벨을 등 뒤로 당겼다 내리는 동작. 등 근육 전체를 자극하고 특히 겨드랑이의 군살을 제거하는 데 효과적이다.

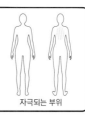

자극되는 부위

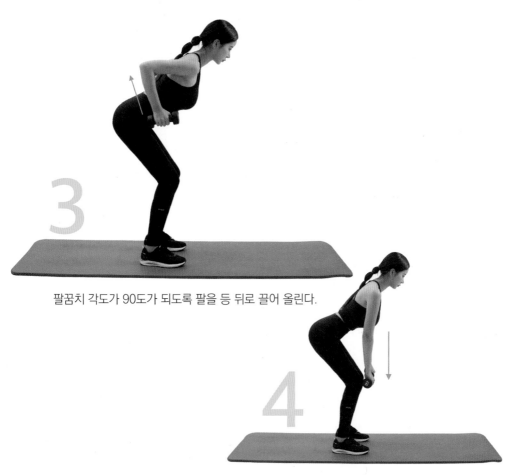

팔꿈치 각도가 90도가 되도록 팔을 등 뒤로 끌어 올린다.

숨을 들이마시며 천천히 팔을 내려 시작자세로 돌아간다.
팔꿈치를 들어 올렸다 내리며 40초간 반복한다.

**트레이너의 한마디** 호흡은 내릴 때 들이마시고 올릴 때 내쉽니다.
팔을 올릴 때 덤벨을 회전시키며 최대한 길게 당겨야 운동 효과가 극대화돼요.

# 중급

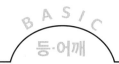

BASIC
등·어깨

## 슈퍼맨

20회 / 40초

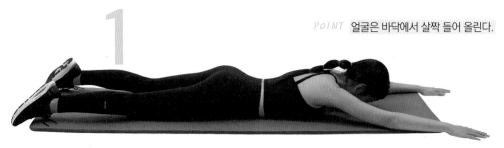

*POINT* 얼굴은 바닥에서 살짝 들어 올린다.

팔다리를 어깨너비보다 넓게 벌린 채 바닥에 엎드린다.

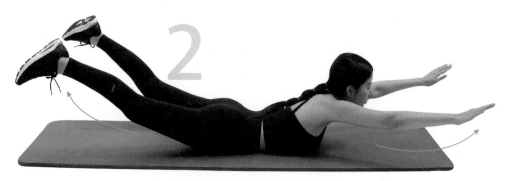

숨을 내쉬며 팔다리를 동시에 들어 올린다.

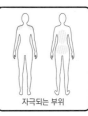

엎드려 누운 채로 팔다리를 동시에 들어 올리는 동작. 척주 기립근 등 코어 근육을 강화해 섹시한 등을 만들어준다.

자극되는 부위

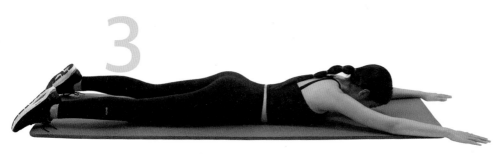

팔다리를 천천히 내려 시작자세로 돌아간다.
동작을 연결해 40초간 반복한다.

**트레이너의
한마디**

호흡은 내릴 때 들이마시고 올릴 때 내쉽니다.
팔다리를 한 번에 들어 올리기 어렵다면, 오른쪽 팔과 왼쪽 다리를 든 뒤 내리고 왼쪽 팔과 오른쪽 다리를 든 뒤 내리는 동작을 번갈아가며 시행하세요.

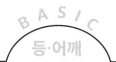

BASIC
등·어깨

# 덤벨 래터럴 레이즈

20회 / 40초

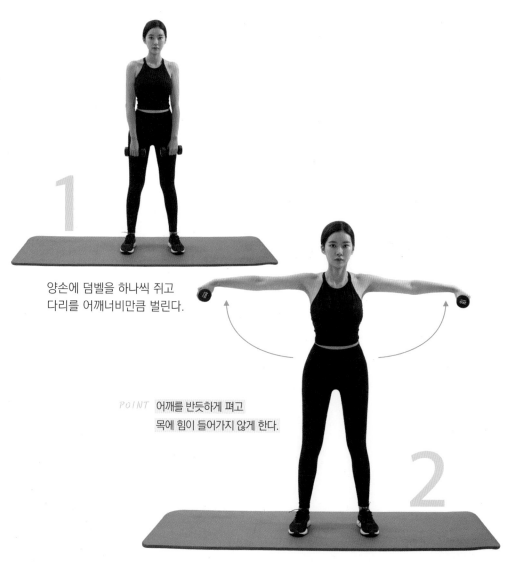

**1**

양손에 덤벨을 하나씩 쥐고
다리를 어깨너비만큼 벌린다.

*POINT* 어깨를 반듯하게 펴고
목에 힘이 들어가지 않게 한다.

**2**

어깨와 팔꿈치가 일직선이 되도록 팔을 옆으로 들어 올린다.

양손에 덤벨을 들고 팔을 일직선으로 고정한 채 들어 올리고 내리는 동작. 둥근 어깨 라인을 반듯하게 다듬어 곧은 어깨를 만들어준다.

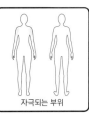

자극되는 부위

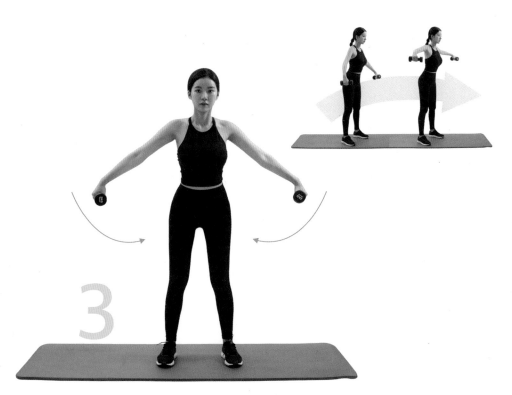

3

팔을 천천히 내린다.
팔을 올렸다 내리며 40초간 반복한다.

**트레이너의 한마디**

호흡은 내릴 때 들이마시고 올릴 때 내쉽니다.
덤벨을 어깨 높이 이상 올리게 되면 승모근 위쪽이 발달하기 때문에 팔은 어깨 높이 전까지만 들어 올리세요. 덤벨은 너무 무겁지 않은 것으로 골라 어깨가 뻐근해질 때까지 하는 것이 효과가 좋아요.

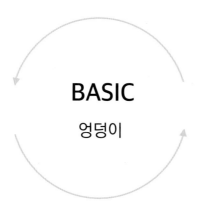

# BASIC
## 엉덩이

초급 레벨에서 엉덩이 군살을 제거하고 골반과 고관절의 가동범위를 늘렸다면, 중급 레벨에서는 본격적인 힙업 운동을 한다.

여기서는 덤벨 스윙, 덤벨 스티프 데드리프트, 트위스트 런지, 다운 백 킥, 힙 브리지 등 5가지 동작을 배우게 된다. 이들 동작은 모두 엉덩이 근육을 강화하는 데 효과적일 뿐만 아니라 허리, 허벅지 등 엉덩이 주변 부위도 함께 강화할 수 있는 동작들이다. 신체 균형을 위해 한 동작도 빼 놓지 말고 실시하도록 한다.

이번 프로그램에서 처음 소개하는 운동 중 덤벨 스윙은 피트니스에서 많이 하는 케틀벨 스윙 동작을 집에서 덤벨로 할 수 있도록 변형한 동작이다. 엉덩이와 코어 근육을 강화시키고 신체 전반의 협응력을 키울 수 있다. 트위스트 런지는 허벅지와 엉덩이를 자극해 골반이 좁은 여성들에게 특히 좋고 다운 백 킥은 큰 엉덩이 근육을 자극해 탄력 있는 엉덩이를 만드는 데 효과가 좋다. 초급 레벨에서 배운 힙 브리지 동작은 엉덩이 근육이 수축하는 것을 느끼며 정확한 동작으로 실시하도록 한다.

동작당 40초씩 실시한 뒤 20초간 휴식하고, 5가지 동작이 모두 끝나면 1분간 휴식한다.
5가지 동작+1분 휴식을 1세트로 총 3세트 반복한다.

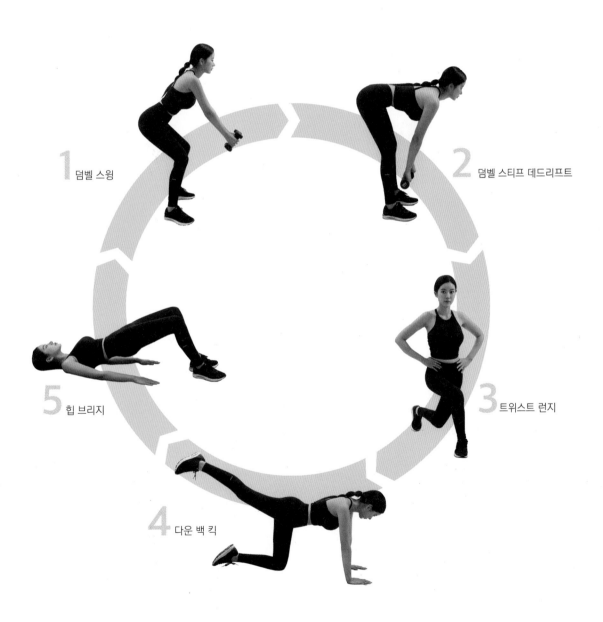

1 덤벨 스윙

2 덤벨 스티프 데드리프트

3 트위스트 런지

4 다운 백 킥

5 힙 브리지

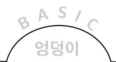

BASIC
엉덩이

# 덤벨 스윙

25회/40초

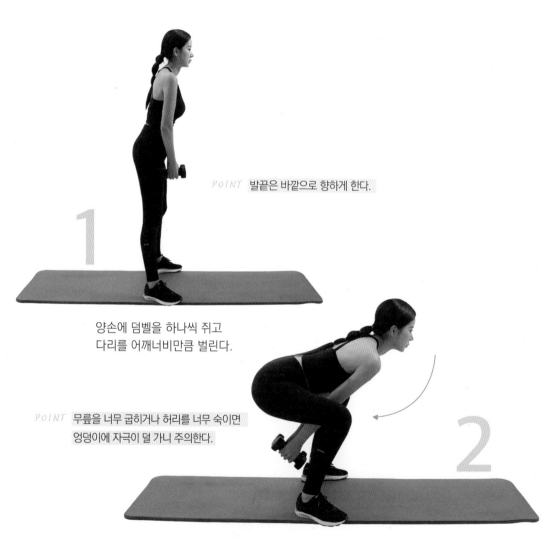

**1**

POINT 발끝은 바깥으로 향하게 한다.

양손에 덤벨을 하나씩 쥐고
다리를 어깨너비만큼 벌린다.

POINT 무릎을 너무 굽히거나 허리를 너무 숙이면
엉덩이에 자극이 덜 가니 주의한다.

**2**

무릎을 직각으로 굽혀 스쿼트 자세를 한 채로
양손을 허벅지 안쪽으로 넣는다.

덤벨을 양손에 쥐고 반동을 이용해 가슴 높이로 덤벨을 올렸다 다리 사이로 내려 보내는
케틀벨 변형 동작. 온몸의 근육의 협응력을 키우고 엉덩이 근육을 자극하는 데 효과적이다.

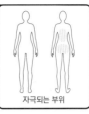

자극되는 부위

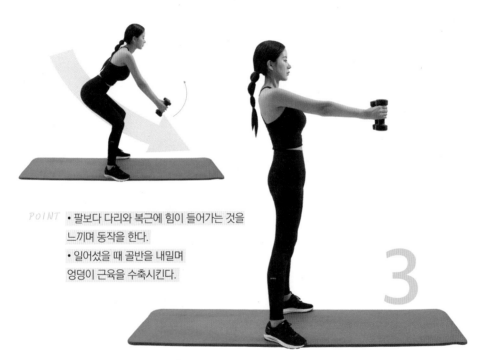

*POINT* • 팔보다 다리와 복근에 힘이 들어가는 것을
느끼며 동작을 한다.
• 일어섰을 때 골반을 내밀며
엉덩이 근육을 수축시킨다.

3

덤벨의 반동을 이용해 일어서며 양손을 가슴 위까지 올린다.
앉았다 일어서며 40초간 반복한다.

**트레이너의
한마디**  호흡은 팔을 내릴 때 들이마시고 올릴 때 내쉽니다.
등을 굽힌 상태로 실시하면 허리 부상이 올 수 있으니 주의하세요.

# 중급

## 덤벨 스티프 데드리프트

15회 / 40초

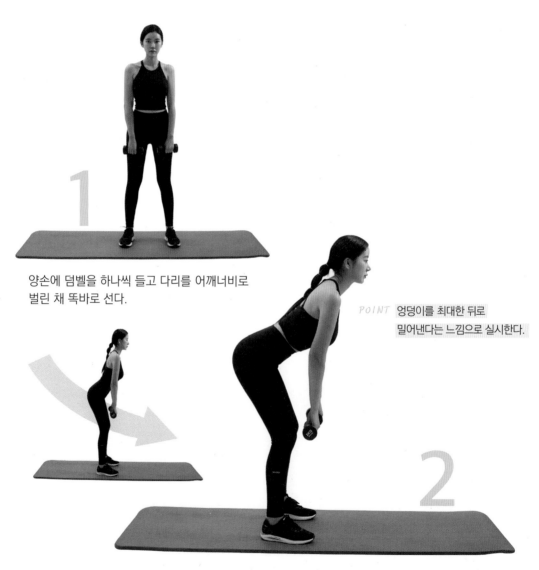

양손에 덤벨을 하나씩 들고 다리를 어깨너비로
벌린 채 똑바로 선다.

*POINT* 엉덩이를 최대한 뒤로
밀어낸다는 느낌으로 실시한다.

무릎을 살짝 굽힌 뒤 엉덩이를 최대한 뒤로 밀며 천천히 상체를 숙인다.

무릎을 살짝 굽힌 뒤 덤벨을 들고 상체를 깊숙이 숙이는 데드리프트 변형 동작. 엉덩이부터 하체 뒤쪽 근육을 쭉 늘려 슬림한 다리 라인을 만들어준다.

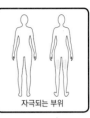

자극되는 부위

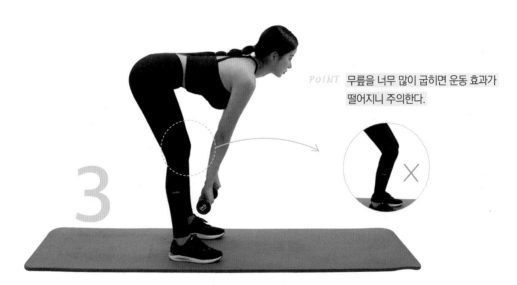

*POINT* 무릎을 너무 많이 굽히면 운동 효과가 떨어지니 주의한다.

시선은 정면을 바라보며 내려갈 수 있는 만큼 내려간 뒤 천천히 상체를 들어 올린다. 동작을 연결해 40초간 반복한다.

**트레이너의 한마디** 동작을 시간 내 10회 이하로 할 정도로 덤벨이 무거울 때 호흡은 내려갈 때 들이마시고 올라올 때 내쉰다. 15회 이상 할 수 있는 무게면 내려갈 때 내쉬고 올라올 때 들이마신다.

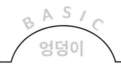

# 트위스트 런지

20회 / 40초

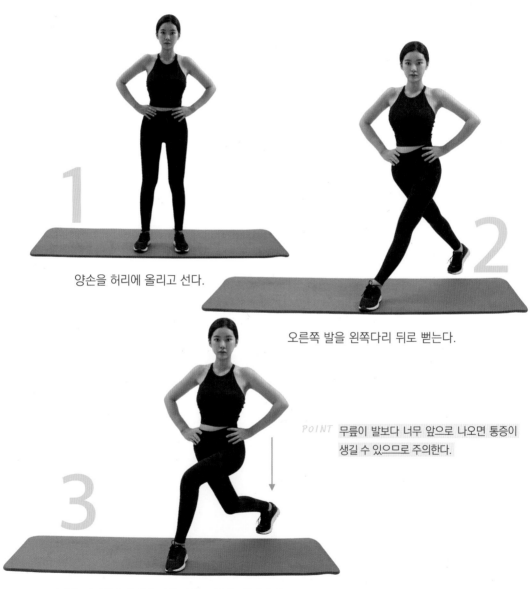

**1** 양손을 허리에 올리고 선다.

**2** 오른쪽 발을 왼쪽다리 뒤로 뻗는다.

**3** 오른쪽 무릎이 바닥에 닿을 정도로 굽혀 내려간다.

*POINT* 무릎이 발보다 너무 앞으로 나오면 통증이 생길 수 있으므로 주의한다.

한쪽 다리를 반대편 다리 뒤쪽으로 뻗은 뒤 무릎이 바닥에 닿을 정도로 완전히 내려가는 풀 런지 동작. 엉덩이 위쪽 근육을 발달시켜 골반이 좁은 여성들에게 특히 효과적이다.

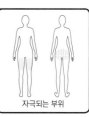

자극되는 부위

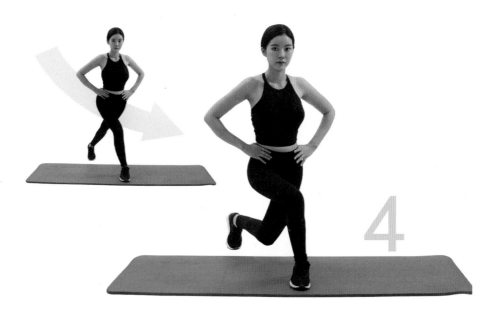

오른쪽 발로 바닥을 밀어 올라온다. 시작자세로 돌아온 뒤 왼쪽 발도
같은 방법으로 시행한다. 양발을 번갈아가며 40초간 반복한다.

**트레이너의 한마디**  호흡은 무릎을 굽힐 때 들이마시고, 올라올 때 내쉽니다.
동작을 할 때 몸이 살짝 옆으로 틀어지는 것은 괜찮아요.

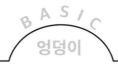

BASIC
엉덩이

# 다운 백 킥

20회 / 40초

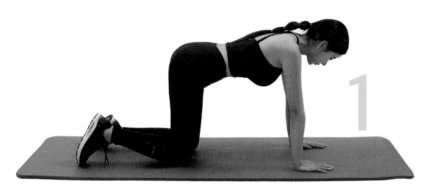

양손을 어깨너비보다 조금 넓게 벌린 채 바닥을 짚고 무릎을 굽혀 엎드린다.

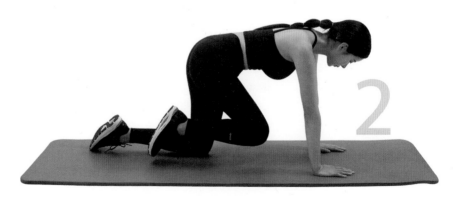

오른쪽 다리를 들어 가슴 쪽으로 당긴다.

엎드린 자세에서 상체를 고정하고 한 다리씩 뒤로 차올리는 동작. 엉덩이 근육을 이완시켰다가 수축하는 동작을 반복해 탄력있는 엉덩이를 만들어준다.

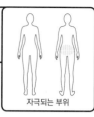

자극되는 부위

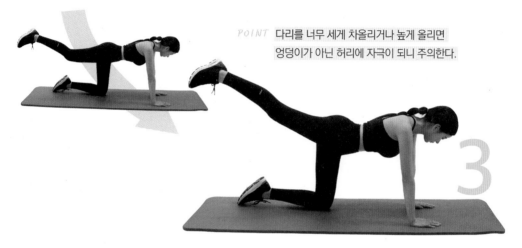

*POINT* 다리를 너무 세게 차올리거나 높게 올리면
엉덩이가 아닌 허리에 자극이 되니 주의한다.

3

숨을 내쉬며 다리를 뒤로 뻗어 올린다.

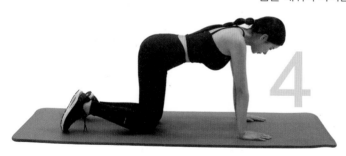

4

숨을 들이마시며 천천히 제자리로 돌아온다.
오른쪽 다리를 20초간 반복하고 왼쪽도 같은 방법으로 20초간 반복한다.

**트레이너의 한마디**
호흡은 다리를 내릴 때 들이마시고 올릴 때 내쉽니다.
연예인들 운동 영상에서 빠지지 않는 동작이에요. 꾸준히 따라 하면 탄력 있는 애플힙을 가질 수 있어요.

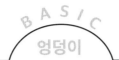

BASIC
엉덩이

# 힙 브리지

15회 / 40초

POINT 양발뒤꿈치를 모아 V자를 만들고
무릎은 양발보다 더 벌린다.

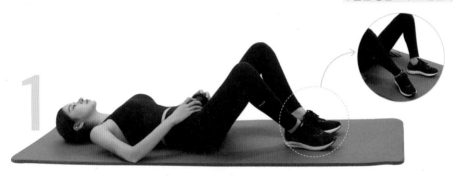

덤벨 하나를 배 위에 올려놓고 양손으로 잡는다.
무릎을 세우고 똑바로 눕는다.

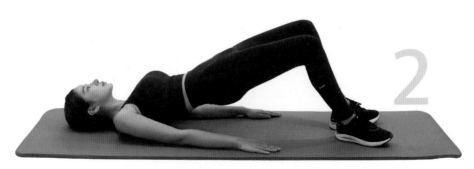

숨을 내쉬며 허리와 엉덩이를 천천히 들어 올린다.

똑바로 누운 뒤 무릎을 세워 엉덩이와 허리의 근력으로 온몸을 들어 올리는 동작. 엉덩이 근육 전체와 허리 근육을 자극하는 데 효과적이다.

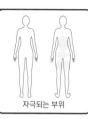

자극되는 부위

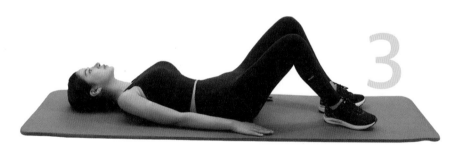

숨을 들이마시며 천천히 시작자세로 돌아온다.
엉덩이를 들어 올렸다가 내리며 40초간 반복한다.

**트레이너의 한마디** 호흡은 엉덩이를 들어 올릴 때 내쉬고, 제자리로 돌아올 때 들이마셔요.
작고 동그란 엉덩이 만드는 데 정말 효과적인 동작이에요. 빠르게 여러 번 하는 것보다
천천히 엉덩이 근육의 자극을 느끼며 하는 것이 중요해요.

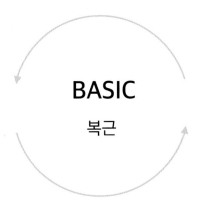

# BASIC
## 복근

이전 레벨에서 뱃살을 제거하고 큰 근육을 자극하는 데 집중했다면, 중급 레벨에서는 복부 앞쪽 근육은 물론 옆구리까지 자극해 잘록한 S라인을 만들어보자. 이번 프로그램에서는 복근을 골고루 강화할 수 있는 5가지 동작을 배운다. 트위스트 점핑과 마운틴 클라이머 & 사이드, 플랭크 니 업으로 전신의 체지방을 태우고 앞쪽 복근과 코어 근육을 강화하며, 오블리크 크런치와 스위치 킥으로 옆구리 군살을 없애고 라인을 다듬을 수 있다. 이번 프로그램 대부분은 기본 동작에서 한 가지 동작이 추가되어 강도가 올라간 동작들이다.

언급했다시피 복근 운동은 다른 부위운동에 비해 쉽게 지치기 때문에 따라 하다가 중간에 포기하고 싶은 생각이 들 것이다. 하지만 배에 늘씬한 11자 복근이 생기는 것을 상상하며 끝까지 따라 하도록 한다. 꾸준히 따라 하면 군살 없는 잘록한 허리와 예쁘게 자리 잡은 복근을 만날 수 있다.

## 진행 방법

동작당 40초씩 실시한 뒤 20초간 휴식하고, 5가지 동작이 모두 끝나면 1분간 휴식한다.
5가지 동작+1분 휴식을 1세트로 총 3세트 반복한다.

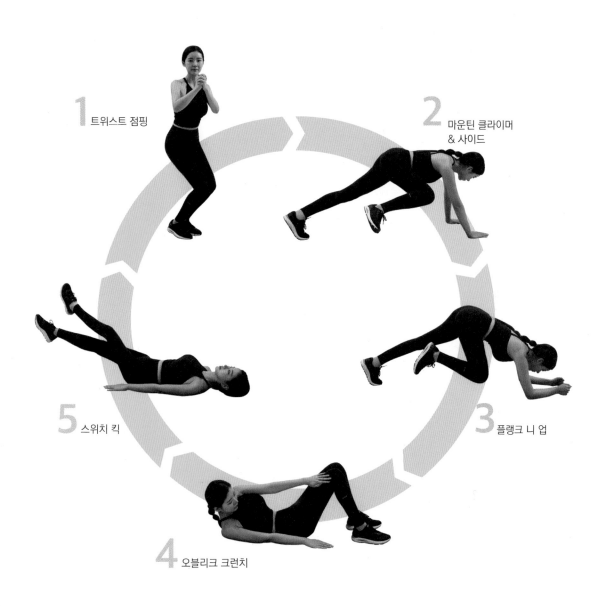

1 트위스트 점핑

2 마운틴 클라이머 & 사이드

3 플랭크 니 업

4 오블리크 크런치

5 스위치 킥

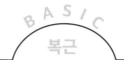

BASIC
복근

# 트위스트 점핑

85회 / 40초

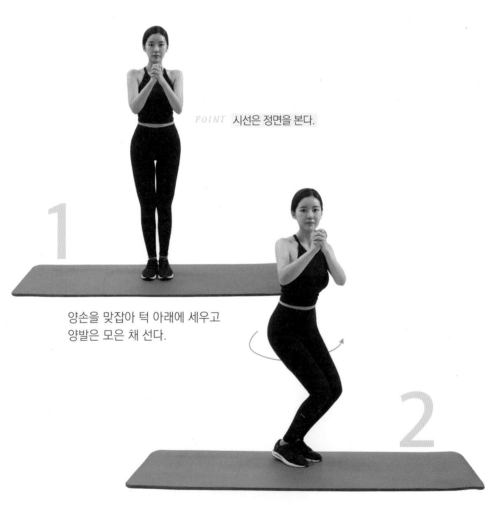

**1**

POINT 시선은 정면을 본다.

양손을 맞잡아 턱 아래에 세우고
양발은 모은 채 선다.

**2**

제자리에서 점프하면서 무릎을 구부려
왼쪽으로 부드럽게 튼다.

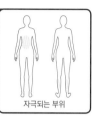

자극되는 부위

양손을 앞으로 모은 채 발앞꿈치를 좌우로 움직이며 제자리에서 점프하는 동작. 유산소운동으로 복부의 군살과 전신의 체지방을 태우는 데 효과적이다.

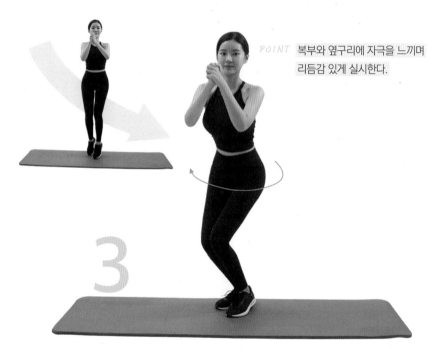

*POINT* 복부와 옆구리에 자극을 느끼며 리듬감 있게 실시한다.

발앞꿈치로 착지한 뒤 다시 점프하며 오른쪽으로 골반과 발앞꿈치를 돌린다. 양쪽 번갈아가며 허리와 골반을 양옆으로 부드럽게 비틀어 40초간 반복한다.

**트레이너의 한마디**  호흡은 착지할 때 짧게 내쉽니다.

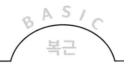

BASIC
복근

# 마운틴 클라이머 & 사이드

6회 / 40초

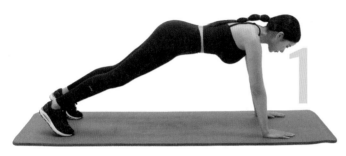

양팔은 어깨너비보다 조금 넓게 벌린 채
바닥을 짚고 엎드려 푸시업 자세를 만든다.

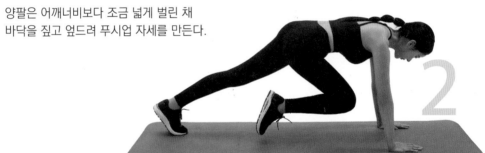

상체는 고정한 채 오른쪽 무릎을 가슴 쪽으로 당겨 올린다.

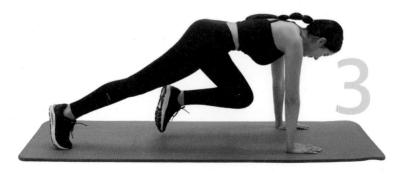

푸시업 자세로 돌아간 뒤 왼쪽 다리도 실시한다.
양 무릎을 번갈아 움직여 빠르게 10회 반복한다.

마운틴 클라이머 자세를 빠르게 10회 반복한 뒤 한쪽 다리씩 번갈아 옆구리 쪽으로
끌어올리는 동작. 많은 체력을 요구하는 동작인 만큼 전신과 배의 군살을 빼는 데 효과적이다.

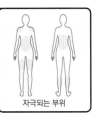

자극되는 부위

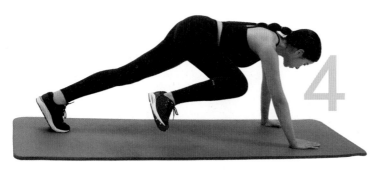

마운틴 클라이머 동작이 끝나면 오른쪽 무릎을
오른쪽 팔꿈치에 닿을 정도로 크게 당겼다가 제자리로 돌아간다.

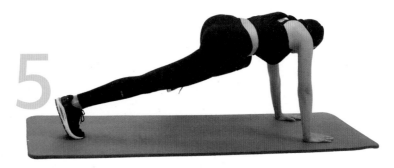

왼쪽 다리도 같은 방법으로 실시한다.
②~⑤의 동작을 연결해 40초간 반복한다.

**트레이너의
한마디**
호흡은 무릎을 올릴 때 내쉬고 제자리로 돌아올 때 들이마셔요.
다리를 가슴과 팔꿈치 쪽으로 당길 때 복근이 수축하는 느낌이 들어야 해요.

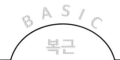

BASIC
복근

# 플랭크 니 업

30회 / 40초

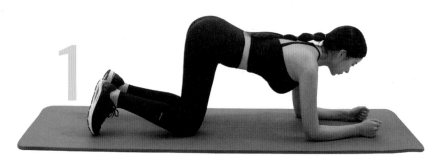

양 팔꿈치와 무릎을 수직으로 굽혀 엎드린다.

POINT • 어깨와 팔꿈치가 수직을 만들어야 한다.
• 엉덩이를 너무 들거나 허리가 구부러지지
않도록 주의한다.

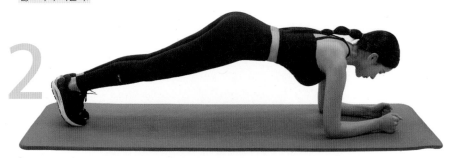

상체는 유지한 채 두 다리를 펴 플랭크 자세를 만든다.

플랭크 자세에서 양쪽 무릎을 번갈아 가슴 쪽으로 당겨 올리는 동작. 체지방 연소 효과가
뛰어나고 척추 기립근을 비롯한 모든 코어 근육을 발달시켜준다.

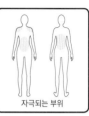

자극되는 부위

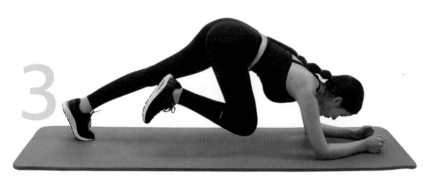

오른쪽 무릎을 굽혀 가슴 쪽으로 당겨 올린다.

*POINT* 무릎을 굽힐 때 빠르게 차올리고
천천히 제자리로 돌아간다.

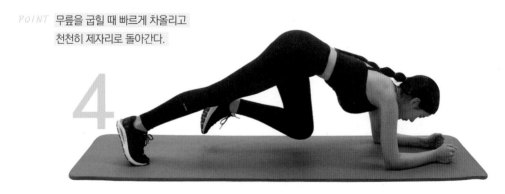

제자리로 돌아갔다가 왼쪽 다리도 실시한다.
동작을 연결해 40초간 반복한다.

**트레이너의
한마디**

호흡은 무릎을 올릴 때 내쉬고 제자리로 돌아올 때 들이마셔요.

# 중급

# 오블리크 크런치

20회 / 40초

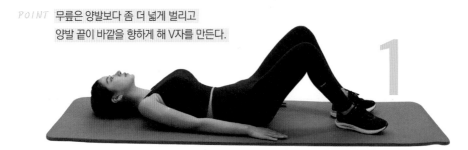

*POINT* 무릎은 양발보다 좀 더 넓게 벌리고
양발 끝이 바깥을 향하게 해 V자를 만든다.

**1**

시선은 위를 향한 채 똑바로 누워 무릎을 세운다.
양손은 엉덩이 옆 바닥을 짚는다.

*POINT* 목에 힘이 많이 들어간다면
상체를 조금 덜 들어 올리도록 한다.

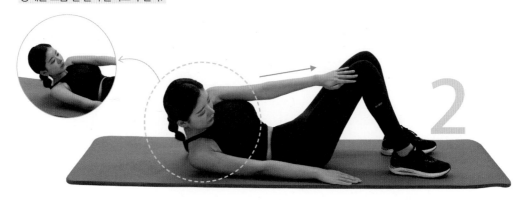

**2**

내쉬는 숨에 왼손을 오른쪽 허벅지 위로 쓸어 올리며
상체를 오른쪽으로 들어 올렸다가 제자리로 돌아온다.

164

양손을 교차해 실시하는 크런치 동작. 복부의 측면과 앞쪽의 내·외복사근을 자극해 S라인을
만드는 데 효과적이다

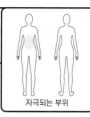

자극되는 부위

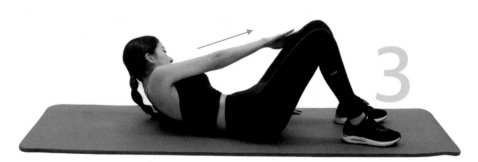

왼쪽도 같은 방법으로 실시한다. 양손을 번갈아가며 40초간 반복한다.

**트레이너의
한마디**

호흡은 손이 무릎에 닿을 때 내쉬고 제자리로 돌아올 때 들이마셔요.
손이 무릎을 터치하고 제자리로 돌아올 때 천천히 움직여 복부의 자극을 느껴보세요.

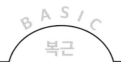

BASIC
복근

# 스위치 킥

40초

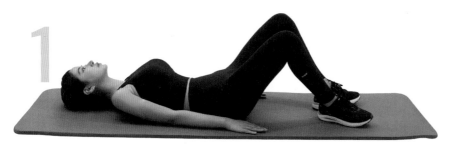

무릎을 세워 똑바로 눕는다.
양손은 엉덩이에서 한 뼘 정도 옆을 짚어 몸이 움직이지 않도록 한다.

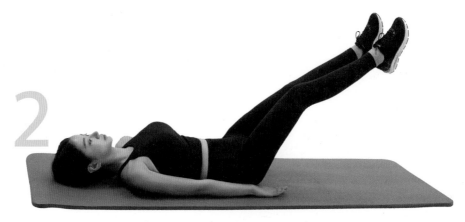

양 무릎을 살짝 굽혀 다리를 바닥에서 들어 올린다.

다리를 들어 올린 채 오른발 왼발을 번갈아 지그재그로 교차하는 동작. 아랫배와 옆구리 군살을 없애는 데 효과적이다.

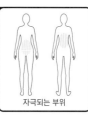

자극되는 부위

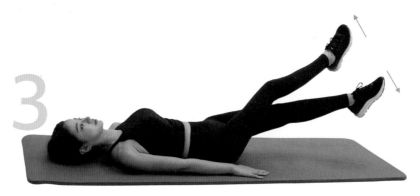

다리를 살짝 벌렸다가 좁히면서 오른쪽 다리를 왼쪽 다리 위로 보낸다.

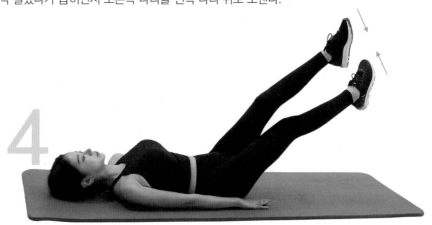

다시 다리를 벌렸다가 반대로 왼쪽 다리를 오른쪽 다리 위로 보낸다.
양발을 번갈아 위로 교차하며 40초간 반복한다.

**트레이너의
한마디**

호흡은 다리를 벌릴 때 들이마시고, 교차할 때 내쉽니다.
두 다리를 바닥에서 가깝게 들어 올릴수록 힘들어져요. 포기하지 않고 끝까지 버티는 것
이 중요하니 난이도를 조절해 실시하세요.

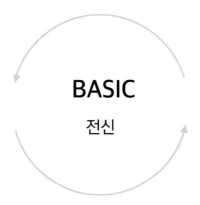

# BASIC
## 전신

중급 전신 프로그램까지 잘 따라 했다면 지금쯤 군살이 많이 사라지고 탄력이 생긴 몸을 볼 수 있을 것이다. 운동 강도를 더 높여 남은 군살을 없애고 늘씬한 몸매를 완성해보자.

이번 프로그램에서는 고강도 유산소운동 5가지를 소개한다. 각 운동은 체지방 연소뿐만 아니라 특정 부위의 근력을 강화하는 효과도 있다. 프론트 스쿼트 & 덤벨 스러스트와 드롭아웃은 허벅지 앞쪽과 엉덩이, 버피 잭은 복부와 허벅지 앞쪽, 등, 크롤 4스텝으로는 어깨, 가슴, 복부, 허벅지 앞쪽을 자극할 수 있다.

5가지 운동 모두 리듬감 있게 움직이는 동작들이니 좋아하는 노래를 틀어놓고 따라 하는 것을 추천한다. 또한 운동 강도를 점점 더 높여야 운동 효과를 극대화할 수 있다는 사실을 명심하며 목표 횟수에 근접할 수 있도록 노력한다. 빠른 체중 감량을 원한다면 2주 동안은 매일매일 따라 하는 것도 좋다.

## 진행 방법

동작당 40초씩 실시한 뒤 20초간 휴식하고, 5가지 동작이 모두 끝나면 1분간 휴식한다.
5가지 동작+1분 휴식을 1세트로 총 3세트 반복한다.

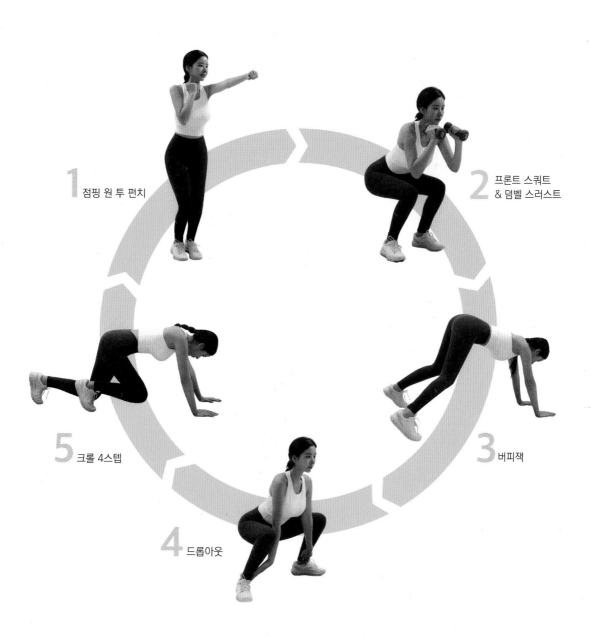

1 점핑 원 투 펀치

2 프론트 스쿼트 & 덤벨 스러스트

3 버피잭

4 드롭아웃

5 크롤 4스텝

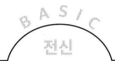

# 점핑 원 투 펀치

80회 / 40초

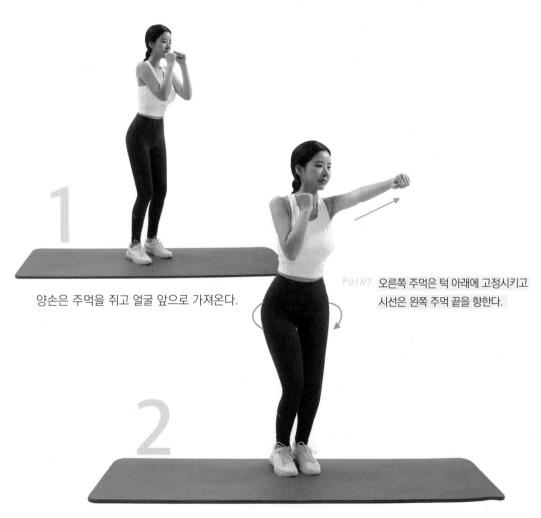

양손은 주먹을 쥐고 얼굴 앞으로 가져온다.

POINT 오른쪽 주먹은 턱 아래에 고정시키고 시선은 왼쪽 주먹 끝을 향한다.

제자리에서 가볍게 점프하면서 오른팔을 앞으로 뻗고
오른쪽 골반을 살짝 튼다. 팔을 뻗을 때 숨은 내쉰다.

제자리에서 가볍게 점프하며 복싱하듯이 양팔을 번갈아 뻗는 동작. 유산소운동으로
체지방을 연소하고 팔의 군살을 제거하는 데 효과적이다.

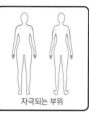

자극되는 부위

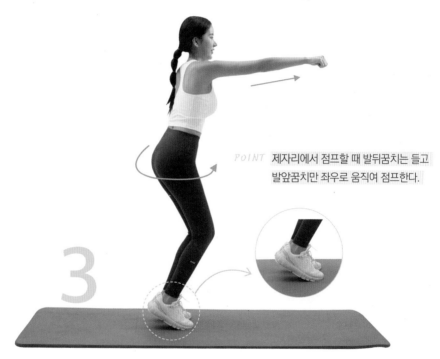

*POINT* 제자리에서 점프할 때 발뒤꿈치는 들고
발앞꿈치만 좌우로 움직여 점프한다.

3

골반을 왼쪽으로 틀어 제자리 점프하면서
왼팔을 앞으로 뻗는다. 양팔을 번갈아 뻗으며 40초간 반복한다.

**트레이너의
한마디** 호흡은 팔을 앞으로 뻗을 때 내쉬고 몸이 회전할 때 들이마셔요.
점프할 때 허리를 확실히 틀어야 운동효과가 높아진답니다.

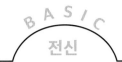

BASIC
전신

# 프론트 스쿼트 & 덤벨 스러스트

15회 / 40초

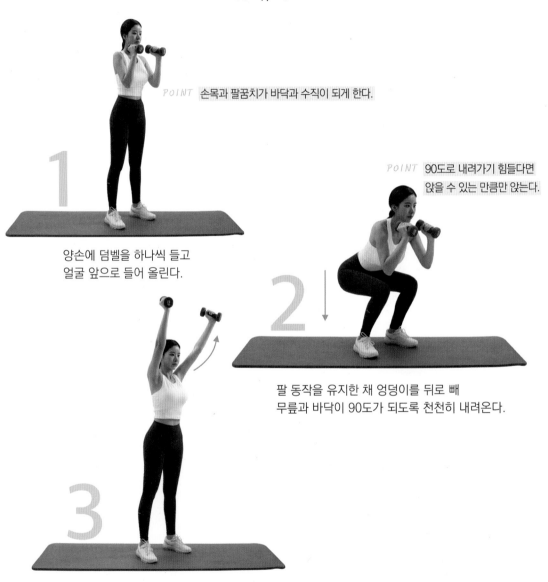

1

*POINT* 손목과 팔꿈치가 바닥과 수직이 되게 한다.

양손에 덤벨을 하나씩 들고
얼굴 앞으로 들어 올린다.

2

*POINT* 90도로 내려가기 힘들다면
앉을 수 있는 만큼만 앉는다.

팔 동작을 유지한 채 엉덩이를 뒤로 빼
무릎과 바닥이 90도가 되도록 천천히 내려온다.

3

일어서며 양팔을 머리 위로 높이 들어 올린다.

스쿼트 동작을 한 뒤 덤벨을 머리 위로 들어 올리는 동작. 허벅지 앞쪽 근육과 엉덩이,
어깨 근육을 동시에 자극할 수 있다.

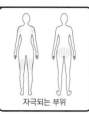

자극되는 부위

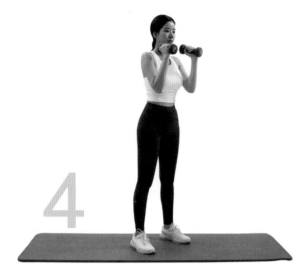

팔을 천천히 얼굴 앞으로 내리고 무릎을 굽혀 다시
스쿼트 자세를 만든다. 40초간 반복한다.

*TIP* 덤벨 2개가 힘들다면 하나를 양손으로 잡고 실시한다.

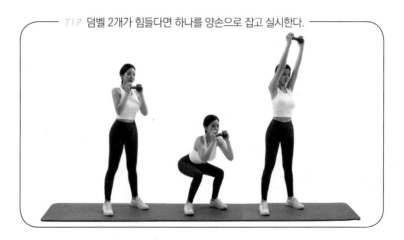

**트레이너의
한마디**
호흡은 내려갈 때 들이마시고 올라올 때 내쉽니다.
스쿼트할 때는 발끝을 바깥쪽으로 살짝 벌리고 발뒤꿈치에 무게 중심을 실어야 부상
을 예방할 수 있다는 것 잊지 마세요!

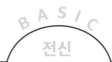

BASIC
전신

# 버피 잭

10회 / 40초

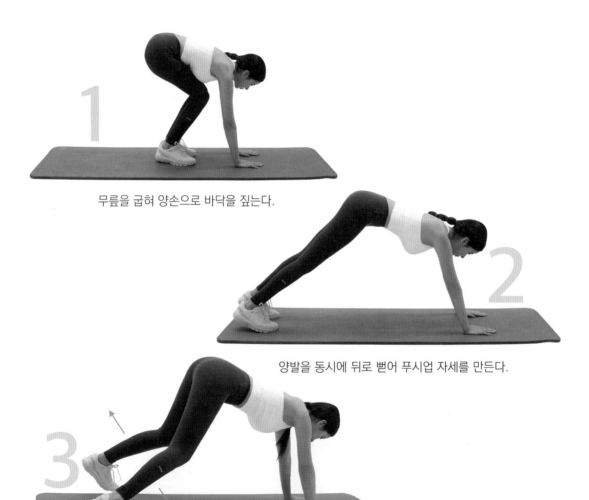

무릎을 굽혀 양손으로 바닥을 짚는다.

양발을 동시에 뒤로 뻗어 푸시업 자세를 만든다.

상체는 유지한 채 가볍게 점프해 양발을 넓게 벌린다.

버피 자세에서 상체는 고정한 채 양발을 바깥으로 벌렸다가 모으는 동작. 기본 버피 동작의
레벨업 버전으로 코어 근육 단련과 함께 고강도 유산소운동 효과를 볼 수 있다.

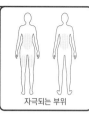

자극되는 부위

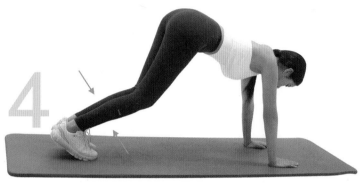

다시 점프해 양발을 모은다.

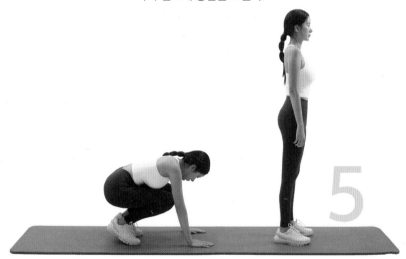

양발을 가슴 앞으로 당겨온 다음 숨을 들이마시며 일어선다.
동작을 연결해 40초간 반복한다.

**트레이너의
한마디**  호흡은 다리를 벌릴 때 내쉬고 모을 때 들이마셔요.

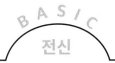

BASIC
전신

# 드롭아웃

25회 / 40초

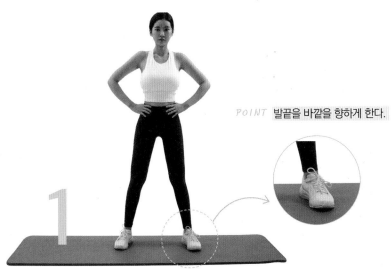

*POINT* 발끝을 바깥을 향하게 한다.

다리를 어깨너비로 벌리고 양손은 허리에 올린다.

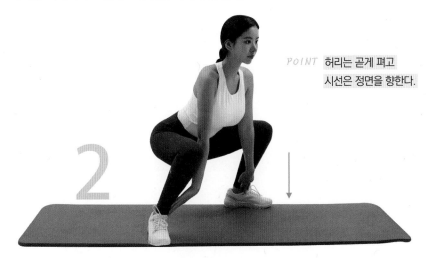

*POINT* 허리는 곧게 펴고
시선은 정면을 향한다.

무릎을 굽히고 엉덩이를 뒤로 빼 스쿼트 자세를 취한 상태에서
양손으로 안쪽 복사뼈를 가볍게 터치한다.

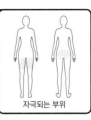

자극되는 부위

와이드 스쿼트와 제자리 뛰기를 연결해 반복하는 동작. 체지방을 연소하고 하체의 근육을
골고루 자극할 수 있다.

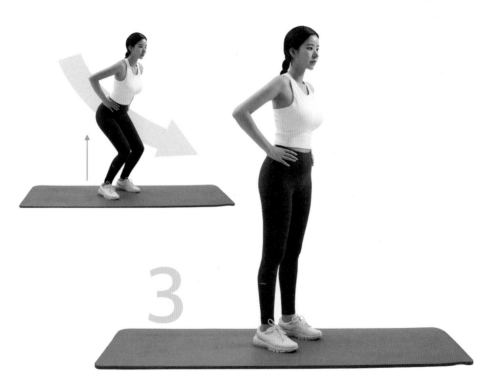

3

제자리에서 점프하며 양발을 모아 선다. 착지하며 양손은 다시 허리로
가져간다. 리듬감 있게 40초간 반복한다.

**트레이너의
한마디** 호흡은 내려갈 때 들이마시고 올라올 때 내쉽니다.
스쿼트 자세를 취할 때 가슴은 쭉 펴고, 엉덩이를 최대한 쭉 빼는 것을 잊지 마세요.

# 중급

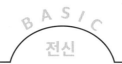

BASIC
전신

# 크롤 4스텝

10회 / 40초

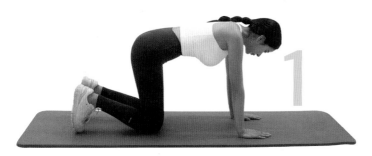

양손은 어깨너비보다 조금 넓게 벌린 채 바닥을 짚고
무릎을 굽혀 엎드린다.

POINT 무릎이 바닥에 가까울수록
동작이 힘들어지니 체력에 맞게 조절한다.

발끝에 힘을 줘 무릎을 살짝 들어 올린다.

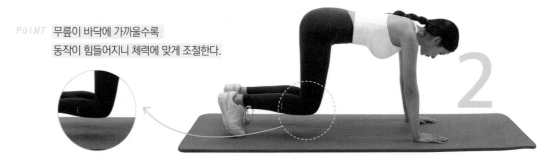

무릎을 바닥에서 뗀 채 팔다리를 앞으로 뻗어 4걸음 기어간다.

# SAT

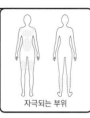

자극되는 부위

바닥에서 무릎을 뗀 채로 앞으로 뻗으며 기어가듯 움직이는 동작. 전신의 근육을 골고루 자극하며 지구력을 강화할 수 있고, 특히 코어 근육을 발달하는 데 효과적이다.

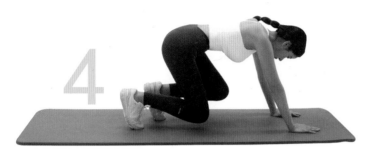

같은 방법으로 뒷걸음질 쳐 제자리로 돌아간다.

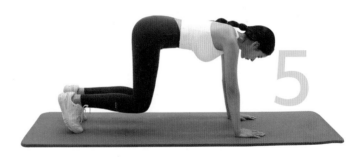

②번 자세로 돌아온 뒤 앞뒤로 8걸음씩 움직인다.
동작을 연결해 40초간 반복한다.

**트레이너의 한마디**
호흡은 손이 바닥에 닿는 순간 내쉬고 다리가 교차할 때 들이마셔요.
크롤 동작은 보폭을 좁게 움직일수록 운동효과가 좋아요. 교차해서 움직이는 것이
익숙해지면 같은 쪽 팔다리를 함께 움직여 실시하세요.

# STEP 3

## 5~6주차
## 고급 프로그램

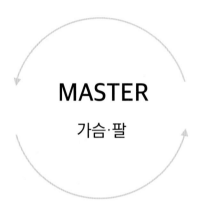

# MASTER

## 가슴·팔

가장 고난도인 고급 레벨에서는 운동 강도를 더 높여 작은 근육들까지 매끄럽게 다듬어보자. 일상에서 잘 쓰지 않은 근육을 자극하고 강화해 매끄러운 팔과 탄력 있는 가슴 라인을 만들 수 있다.

이번 프로그램에서 가슴과 팔 근육을 섬세하게 자극하는 6가지 동작을 소개한다. 니 푸시업으로 쇄골 라인과 가슴 라인을 골고루 자극하고, 디클라인 덤벨 체스트 프레스와 디클라인 덤벨 체스트 플라이 동작으로 가슴 근육을 섬세하게 다듬어보자. 암 스텝 니 업 동작은 팔과 전신의 근육을 자극하고 체지방을 제거하는 데 효과적이며, 딥스 온 체어 동작으로는 가슴 아래와 가슴 바깥 근육의 모양을 잡아주고 겨드랑이의 군살을 제거할 수 있다.

고급 레벨인 만큼 처음부터 40초를 채우거나 목표 횟수를 모두 따라 하기 힘들 수 있다. 횟수를 줄여 80% 강도로 낮추도록 하고 점진적으로 시간과 횟수를 늘리도록 한다.

동작당 40초씩 실시한 뒤 20초간 휴식하고, 6가지 동작이 모두 끝나면 1분간 휴식한다.
6가지 동작+1분 휴식을 1세트로 총 3세트 반복한다.

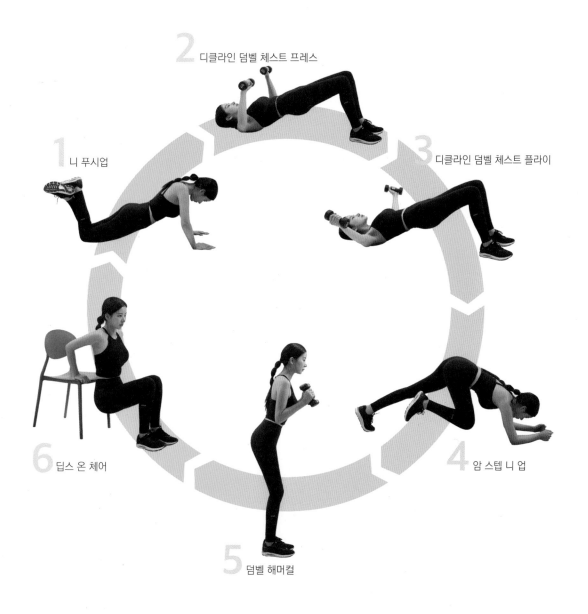

2 디클라인 덤벨 체스트 프레스

3 디클라인 덤벨 체스트 플라이

1 니 푸시업

4 암 스텝 니 업

5 덤벨 해머컬

6 딥스 온 체어

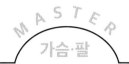

MASTER
가슴·팔

# 니 푸시업

30회 / 40초

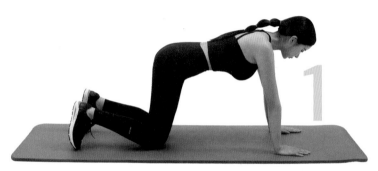

양손을 어깨너비보다 조금 넓게 벌린 채 바닥을 짚고 무릎을 굽혀 엎드린다.

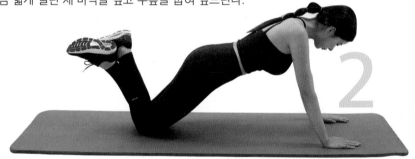

양발을 교차시켜 위로 들어 올린다.

**POINT** 옆에서 보았을 때 어깨부터 발끝까지
'ㄴ'자 모양이 나와야 한다.

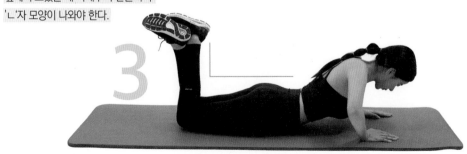

가슴과 팔에 힘을 주어 버티며 상체를 내린다.

바닥에 무릎을 대고 푸시업 하는 동작. 푸시업을 쉽게 변형한 동작으로 가슴과 삼두 근육을
자극하고 쇄골 라인을 매끄럽게 만들어준다.

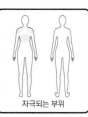

자극되는 부위

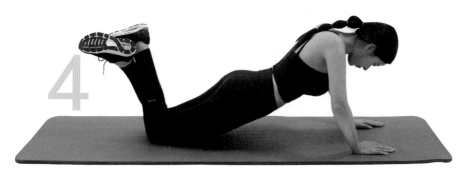

숨을 내쉬며 천천히 상체를 일으킨다. 푸시업을 반복해 40초간 실시한다.

*TIP* 양발을 꼰 채 푸시업 하기 힘들다면 정강이를 바닥에 붙이면 좀 더 쉽게 할 수 있다.

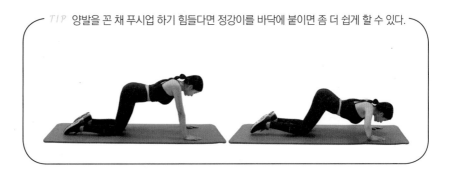

**트레이너의
한마디**  호흡은 올라올 때 내쉬고, 내려갈 때 들이마셔요.
이 동작이 어렵다면 껌 푸시업(p.112)으로 대체해도 좋아요.

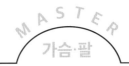

MASTER
가슴·팔

# 디클라인 덤벨 체스트 프레스

20회 / 40초

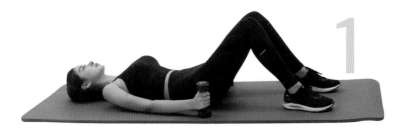

바닥에 누워 무릎을 세우고 양손에 덤벨을 쥔다.

*POINT* 발뒤꿈치에 무게 중심이 실리도록 한다.

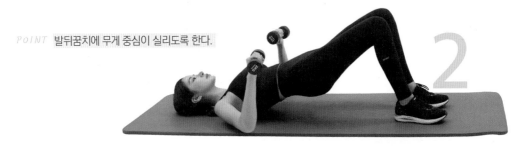

시선은 위를 보며 허리와 엉덩이를 천천히 들어 올린다.

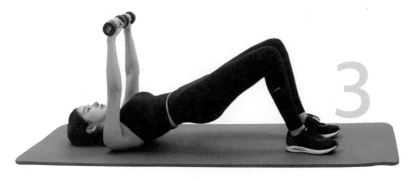

양손을 가슴 위로 높이 뻗는다.

브리지 자세를 유지하며 덤벨을 가슴 위로 들어 올리는 동작. 가슴 아래쪽의 세부 근육을 다듬는 데 효과적이다.

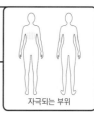

자극되는 부위

*POINT* 내리는 동작에서 양팔의 균형이 무너지지 않고 평행을 유지하도록 한다.

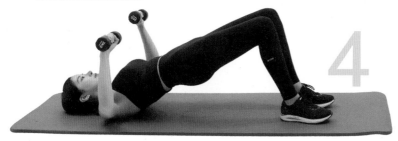

팔을 천천히 내려 가슴과 덤벨의 각도가 수직이 되도록 한다.

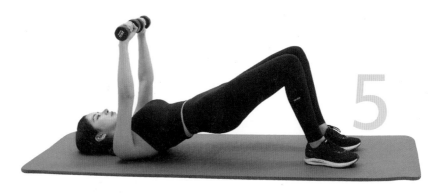

숨을 내쉬며 양팔을 올린다. 팔꿈치을 굽혔다 펴며 40초간 반복한다.

**트레이너의 한마디** 호흡은 팔을 올릴 때 내쉬고, 내릴 때 들이마셔요.
덤벨을 천천히 올리고 내리면서 가슴 근육이 수축하는 데 집중해보세요.

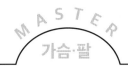
# 디클라인 덤벨 체스트 플라이

## 15회/40초

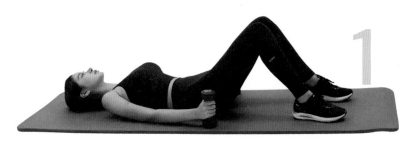

바닥에 누워 무릎을 세우고 양손에 덤벨을 쥔다.

POINT 발뒤꿈치에 무게 중심이 실리도록 한다.

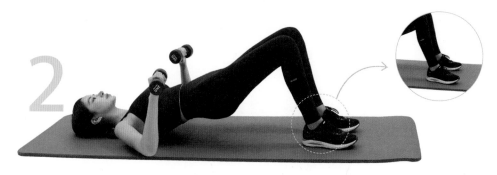

시선은 위를 보며 팔꿈치를 직각으로 굽혀 덤벨을 들어 올리고
허리와 엉덩이를 천천히 들어 올린다.

브리지 자세를 유지하며 덤벨을 양 옆으로 내렸다 들어 올리는 동작. 가슴 안쪽과 아래쪽의
세부 근육을 다듬는 데 효과적이다.

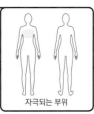

자극되는 부위

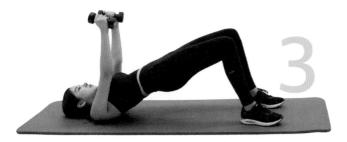

덤벨을 쥔 손이 마주 보도록 양손을 가슴 위로 뻗는다.

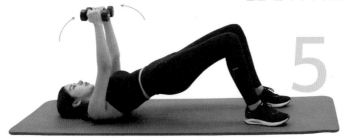

*POINT* 양팔을 내릴 때 바닥에 닿지 않도록 한다.

숨을 들이마시며 천천히 양팔을 내린다.

양팔을 가슴 위로 올린다.
날개짓을 하듯 움직이며 40초간 반복한다.

**트레이너의
한마디**  호흡은 팔을 모아 올릴 때 내쉬고 내릴 때 들이마신다.
덤벨 프레스와 비슷해 보이지만 자극하는 부위가 달라요. 단일 관절 운동이기 때문에 너
무 무거운 덤벨로는 하지 않는 것이 좋아요.

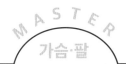

MASTER
가슴·팔

# 암 스텝 니 업

15회 / 40초

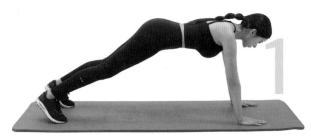

양팔은 어깨너비보다 조금 넓게 벌린 채
바닥을 짚고 푸시업 자세를 취한다.

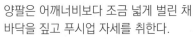

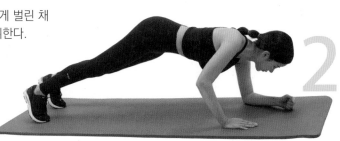

한쪽씩 팔꿈치를 차례로 굽혀 바닥에 닿게 한다.

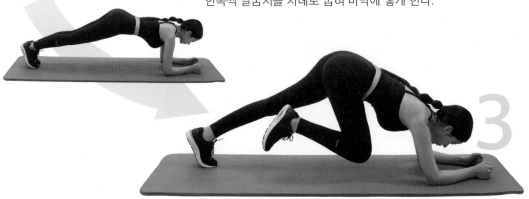

플랭크 자세가 되면 오른쪽 무릎을 가슴 쪽으로 당겨 올렸다가
제자리로 돌아간다. 왼쪽 다리도 같은 방법으로 당겨 올린다.

푸시업 상태에서 팔만 움직여 플랭크 자세를 취하고 다리를 번갈아 가슴 쪽으로 당겨
올리는 동작. 팔과 복부 근육을 동시에 자극할 수 있으며 체지방 연소에 효과적이다.

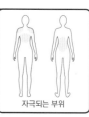

자극되는 부위

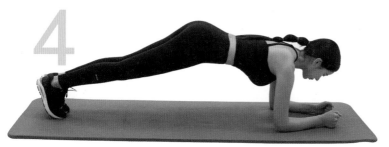

왼쪽 다리도 가슴 쪽으로 당겨 올렸다 플랭크 자세로 돌아간다.

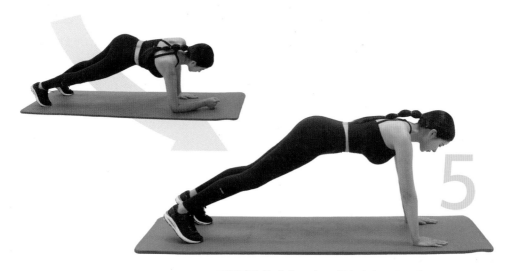

팔꿈치를 차례대로 펴 푸시업 자세를 만든다.
팔 동작과 다리 동작을 연결해 40초간 반복한다.

**트레이너의
한마디**  호흡은 무릎을 당겨 올릴 때 내쉬고, 팔을 굽힐 때 들이마셔요.

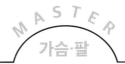

MASTER
가슴·팔

# 덤벨 해머컬

35회 / 40초

무릎은 조금 구부린 채
양손에 덤벨을 들고 선다.

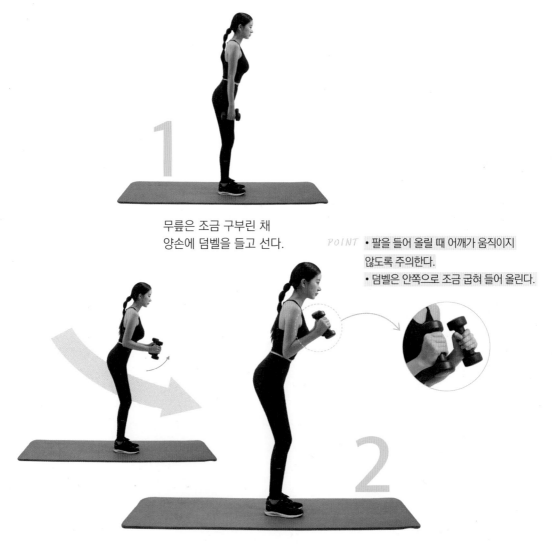

*POINT* • 팔을 들어 올릴 때 어깨가 움직이지
않도록 주의한다.
• 덤벨은 안쪽으로 조금 굽혀 들어 올린다.

숨을 내쉬며 양손을 가슴 위로 빠르게 당겨 올린다.

덤벨을 쥐고 가슴 앞으로 당겨 올려 이두를 자극하는 동작. 덤벨 킥 백에서 자극한 삼두의
반대편 근육인 이두를 자극해 팔 근육의 밸런스를 맞춘다.

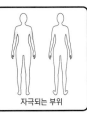

자극되는 부위

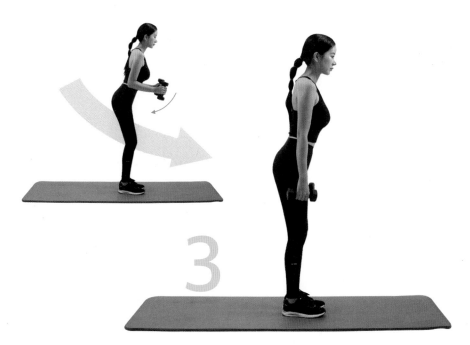

3

숨을 들이마시며 양손을 천천히 허벅지 옆으로 내린다.
40초간 반복한다.

**트레이너의 한마디**
호흡은 팔을 올릴 때 내쉬고, 내릴 때 들이마셔요.
빨리 올리고 천천히 내리면서, 쉬지 않고 동작을 반복하는 것이 중요합니다.

# 고급

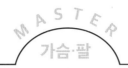

MASTER
가슴·팔

# 딥스 온 체어

25회 / 40초

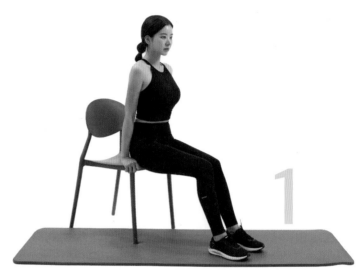

**1**

의자 끝에 걸터앉아 양손으로 의자 끄트머리를 짚는다.
두 다리는 모으고 발뒤꿈치로 바닥을 짚는다.

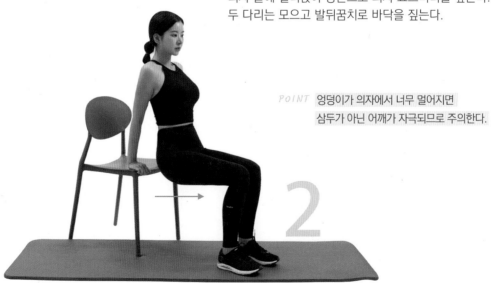

*POINT* 엉덩이가 의자에서 너무 멀어지면
삼두가 아닌 어깨가 자극되므로 주의한다.

**2**

팔로 체중을 지탱하며 엉덩이를 살짝 띄운 뒤
몸을 의자 밖으로 보낸다.

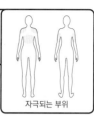

자극되는 부위

양팔을 뒤로 보내 의자를 짚고 몸을 아래로 올렸다 내리는 동작. 가슴 아래쪽과 바깥쪽 근육을 탄력 있게 잡아주며 팔뚝 아래로 쳐지는 군살을 제거하는 데도 효과적이다.

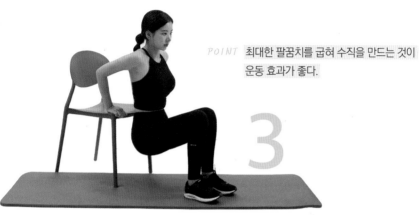

*POINT* 최대한 팔꿈치를 굽혀 수직을 만드는 것이 운동 효과가 좋다.

천천히 팔꿈치를 굽혀 몸을 아래로 내린다.

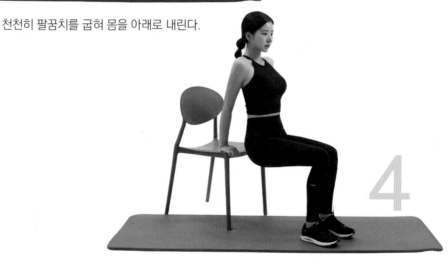

숨을 내쉬며 팔꿈치를 펴 몸을 일으킨다.
팔을 굽혔다 펴며 40초간 반복한다.

**트레이너의 한마디**

호흡은 제자리로 돌아올 때 내쉬며 내려갈 때 들이마셔요.
3세트 모두 따라 하기 힘들면 1세트는 90도 정도로 내려온 다음, 2~3세트는 반만 내려오세요. 너무 많이 내려가면 어깨 관절을 덮고 있는 근육(회전근개)을 압박해 어깨에 무리가 갈 수 있어요.

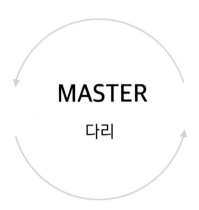

# MASTER
## 다리

하체의 근육을 더 탄탄하게 가꿔 매끈하고 건강한 각선미를 만드는 마지막 단계다. 고급 레벨에 걸맞게 강도 높은 운동으로 허벅지와 엉덩이, 종아리를 골고루 자극해 늘씬한 다리라인을 완성한다.

이번 프로그램에서는 덕 워크 6스텝, 점핑 스쿼트, 하이 니, 덤벨 스티프 데드리프트 펄스, 드롭아웃, 스쿼트 펄스 & 홀드 6가지 동작을 소개한다. 덕 워크 6스텝으로 허벅지 앞쪽과 엉덩이 근육을 단련하고, 점핑 스쿼트와 하이니, 드롭아웃 동작으로 하체의 전반적인 근육을 자극해 다리 라인을 한층 날씬하게 만들어 보자. 스쿼트 펄스 & 홀드로 허벅지와 엉덩이에 볼륨을 만들고 덤벨 스티프 데드리프트 펄스로 하체 뒤쪽 근육을 매끄럽게 늘리면 하체의 균형을 맞춰져 완벽한 다리라인을 만들 수 있다.

고급 레벨인 만큼 강도 높은 운동으로 주로 허벅지와 엉덩이의 근육을 집중적으로 자극해 운동 후 허벅지가 굵어졌다고 느낄 수 있다. 하지만 일시적인 현상일 뿐 시간이 지나면 가라앉고 근육에 탄력이 생기니 꾸준히 따라 하도록 한다.

## 진행 방법

동작당 40초씩 실시한 뒤 20초간 휴식하고, 6가지 동작이 모두 끝나면 1분간 휴식한다.
6가지 동작+1분 휴식을 1세트로 총 3세트 반복한다.

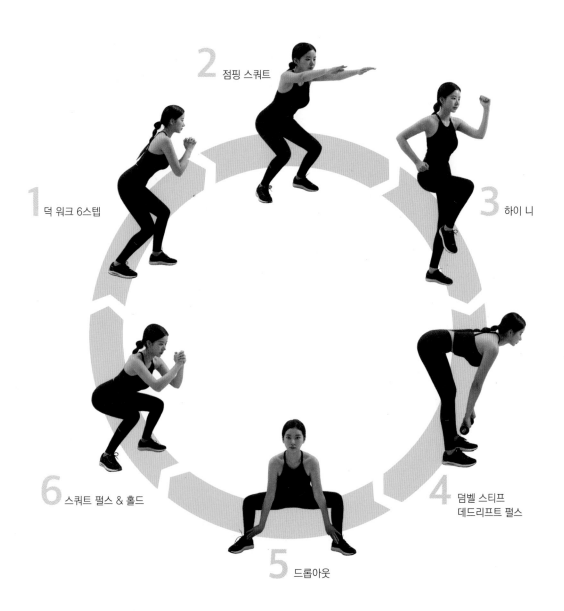

1 덕 워크 6스텝

2 점핑 스쿼트

3 하이 니

4 덤벨 스티프
데드리프트 펄스

5 드롭아웃

6 스쿼트 펄스 & 홀드

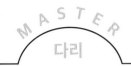

MASTER
다리

# 덕 워크 6스텝

10회 / 40초

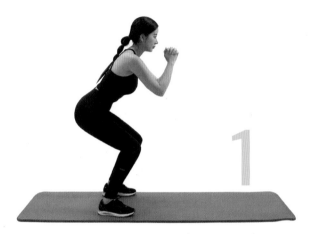

엉덩이를 뒤로 빼고 무릎을 굽혀 하프 스쿼트 자세를 만든다.
양손은 턱 앞에서 깍지 낀다.

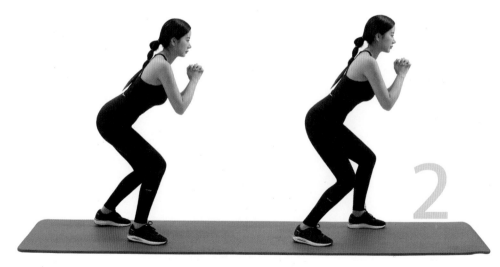

하프 스쿼트 자세에서 오른발과 왼발 번갈아 앞으로 내딛으며 6걸음 걸어간다.

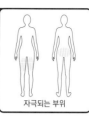

자극되는 부위

무릎을 반만 굽힌 스쿼트 자세에서 오리 걸음을 걷듯 한발씩 내딛어 6걸음을 움직이는 동작.
하체를 탄력적이고 균형 있게 만든다.

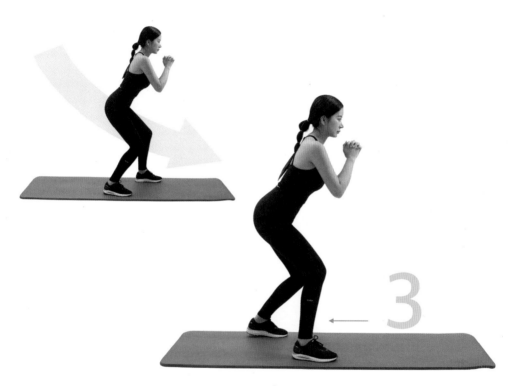

뒤로 6걸음 걸어 제자리로 돌아온다.
6걸음씩 앞뒤로 움직여 40초간 반복한다.

**트레이너의
한마디**  호흡은 발이 바닥에 닿을 때 내쉬고, 다리가 교차할 때 들이마셔요.
동작이 익숙해지면 완전히 쪼그려 앉아 제대로 된 오리 걸음을 실시해보세요.

# 고급

# 점핑 스쿼트

## 20회 / 40초

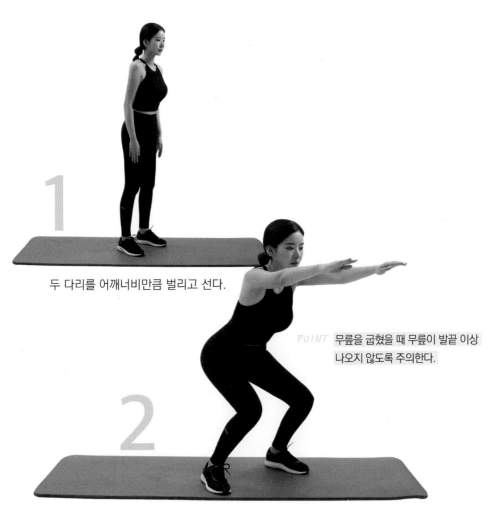

두 다리를 어깨너비만큼 벌리고 선다.

POINT 무릎을 굽혔을 때 무릎이 발끝 이상 나오지 않도록 주의한다.

양팔을 앞으로 뻗은 채 무릎을 굽혀 스쿼트 자세를 만든다.

스쿼트 자세와 점프 동작을 연결한 동작. 스쿼트와 점프 동작을 연속적으로 시행하는
고강도 심폐운동으로 다리와 엉덩이 라인을 탄력 있게 가꿔준다.

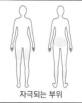

자극되는 부위

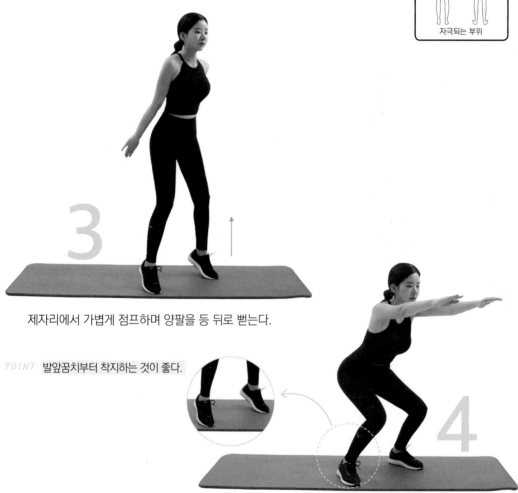

**3**

제자리에서 가볍게 점프하며 양팔을 등 뒤로 뻗는다.

*POINT* 발앞꿈치부터 착지하는 것이 좋다.

**4**

무릎을 굽혀 착지하며 양팔을 다시 어깨높이로 올린다.
동작을 연결해 40초간 반복한다.

**트레이너의 한마디** 호흡은 팔을 올릴 때 내쉬고, 내릴 때 들이마셔요.
숨이 차오를 때까지 최대한 많이 실시하세요.

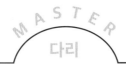

MASTER
다리

# 하이 니

40회 / 40초

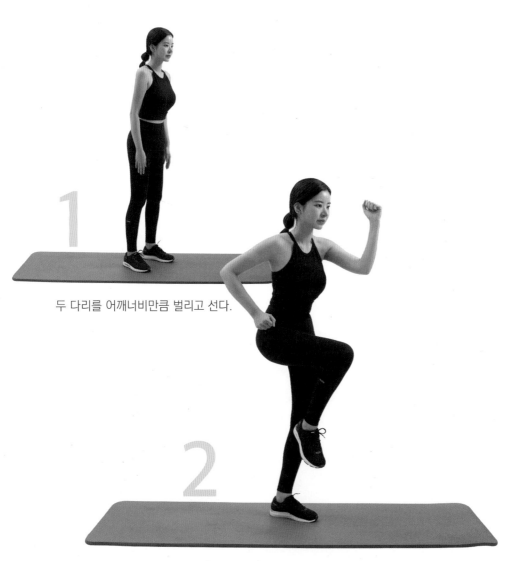

두 다리를 어깨너비만큼 벌리고 선다.

조깅을 하듯 오른발과 왼팔을 동시에 올린다.
오른쪽 무릎을 골반 높이까지, 왼쪽 팔꿈치는 90도로 굽힌다.

무릎을 골반 높이까지 높게 올리며 제자리 뛰기 하는 동작. 전신의 체지방을 태우는 고강도 운동으로 심폐기능 향상시키고 전체적인 보디라인을 다듬는 데 효과적이다.

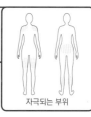

자극되는 부위

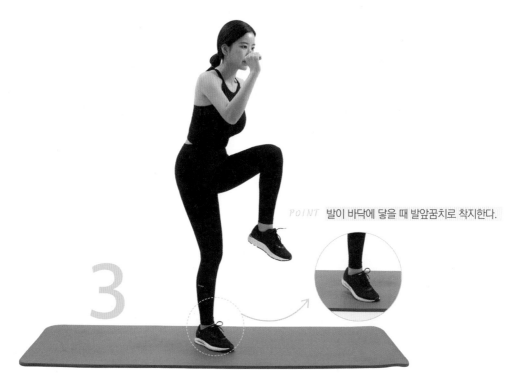

*POINT* 발이 바닥에 닿을 때 발앞꿈치로 착지한다.

3

양쪽 팔다리를 번갈아 움직여 40초간 빠르게 제자리 뛰기 한다.

**트레이너의 한마디**

호흡은 착지할 때 내쉬고, 다리를 교차할 때 들이마셔요.
무릎을 들어 올리는 높이로 난이도를 조절할 수 있어요. 끝가지 포기하지 않고 지속하는 것이 중요하니 개인차에 맡게 조절하세요.

# 덤벨 스티프 데드리프트 펄스

40초

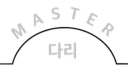

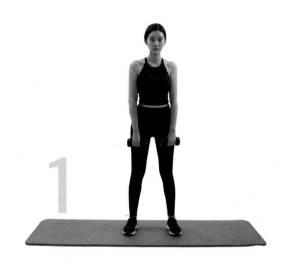

양손에 덤벨을 하나씩 쥐고
다리를 어깨너비로 벌려 똑바로 선다.

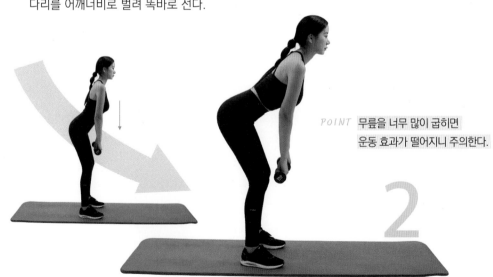

POINT 무릎을 너무 많이 굽히면
운동 효과가 떨어지니 주의한다.

무릎을 살짝 굽힌 뒤 엉덩이를 뒤로 밀며 천천히 상체를 숙인다.
내려갈 수 있는 만큼 최대한 내려간다.

# TUE

덤벨을 들고 상체를 깊숙이 숙이는 데드리프트 자세에서 위아래로 짧게 움직이는 변형 동작.
자극점에서 빠르게 구간 반복하기 때문에 하체 뒤쪽 근육을 늘려주는 데 효과적이다.

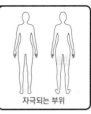

자극되는 부위

*POINT* • 시선은 정면을 향하고 등과 어깨가 굽어지지
않도록 주의한다.
• 덤벨을 위아래로 15~20cm 정도 움직인다.

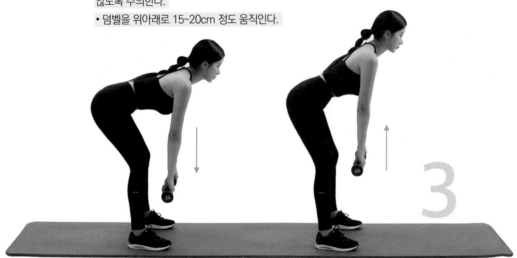

다리 자세는 유지한 채 상체를 조금 숙였다 올리기를 반복한다.
짧고 빠르게 40초간 구간 반복하며 허벅지 뒤쪽에 강한 자극을 준다.

**트레이너의
한마디**

호흡은 내려갈 때 내쉬고, 올라올 때 들이마셔요.

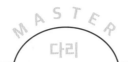

MASTER
다리

# 드롭아웃

25회 / 40초

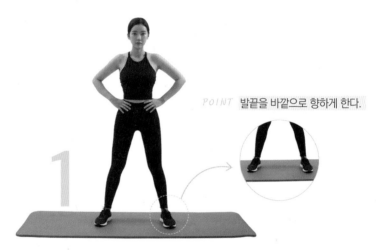

*POINT* 발끝을 바깥으로 향하게 한다.

**1**

다리를 어깨너비로 벌리고 양손은 허리에 올린다.

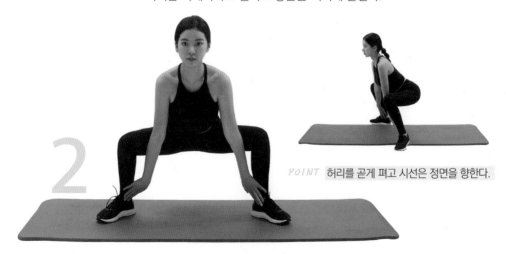

**2**

*POINT* 허리를 곧게 펴고 시선은 정면을 향한다.

무릎을 굽히고 엉덩이를 뒤로 빼 스쿼트 자세를 취한 상태에서
양손으로 안쪽 복사뼈를 가볍게 터치한다.

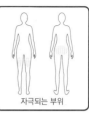

자극되는 부위

와이드 스쿼트와 제자리 뛰기를 연결해 반복하는 동작. 두 가지 동작을 연속해 시행하기 때문에 체지방 연소 효과가 뛰어나고 하체 근육을 골고루 자극할 수 있다.

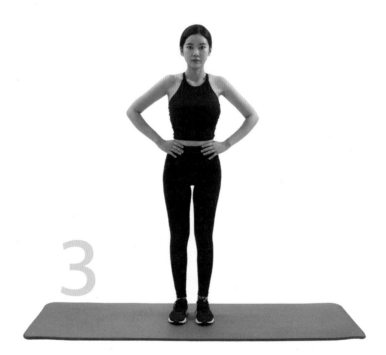

제자리에서 점프하며 양발을 모아 선다. 착지하며 양손은 다시 허리로 가져간다. 리듬감 있게 40초간 반복한다.

**트레이너의 한마디**
호흡은 내려갈 때 들이마시고, 올라올 때 내쉽니다.
스쿼트 자세를 취할 때 가슴은 쭉 펴고, 엉덩이를 최대한 쭉 빼는 것을 잊지 마세요.

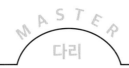

MASTER
다리

# 스쿼트 펄스 & 홀드

한 동작당 20초씩/40초

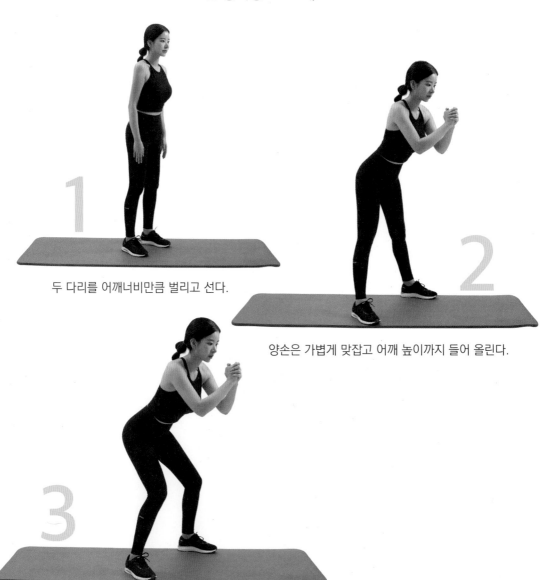

두 다리를 어깨너비만큼 벌리고 선다.

양손은 가볍게 맞잡고 어깨 높이까지 들어 올린다.

엉덩이를 최대한 뒤로 빼고 무릎을 굽혀 몸을 내린다.

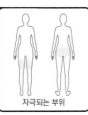

자극되는 부위

스쿼트 자세 중 엉덩이 근육에 자극이 가는 지점에서 20초간 빠르게 구간 반복하고
나머지 20초 동안은 멈춰 유지하는 동작. 다리와 엉덩이 근육을 골고루 자극한다.

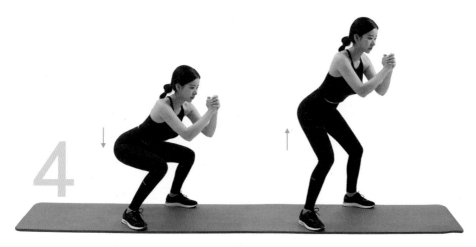

앉은 상태에서 위아래로 짧게 움직여 20초간 반동을 준다.

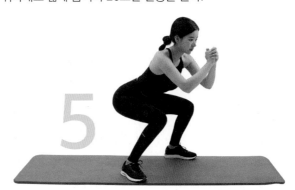

나머지 20초간 무릎을 90도로 굽혀
스쿼트 자세를 유지한다.

**트레이너의
한마디**　호흡은 올라올 때 내쉬고 내려갈 때 들이마셔요.
홀드 동작에서는 편안하게 호흡하세요.

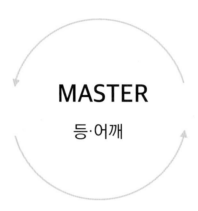

# MASTER

## 등·어깨

고급 등·어깨 프로그램에서는 강도를 높여 등 근육을 섬세하게 다듬어보자. 이번 프로그램까지 따라 하면 어떤 옷이든 잘 어울리는 곧은 어깨와 매끈한 등을 완성할 수 있다.

이번 프로그램에서는 덤벨과 밴드 두 가지 기구를 이용해 등과 어깨 근육을 골고루 자극하는 6가지 동작을 소개한다. 등 운동의 꽃이라고 불리는 루마니안 데드리프트로 등 근육 전체에 광범위하게 자극하고 덤벨 벤트 오버 로우와 슈퍼맨 로우로 겨드랑이 군살을 제거해보자. 덤벨 래터럴 레이즈와 덤벨 아놀드 프레스 & 프론트 레이즈 동작으로는 밋밋하고 둥근 어깨를 곧은 직각 어깨를 만들 수 있다.

강도 높은 어깨 운동을 연달아 하기 때문에 어깨가 많이 무거울 것이다. 처음부터 고급 레벨을 모두 따라 하기 힘들다면 횟수를 줄여 80% 강도로 낮추도록 한다. 곧고 반듯한 어깨를 생각하며 포기하지 말고 꾸준히 실시하는 것이 중요하다.

## 진행 방법

동작당 40초씩 실시한 뒤 20초간 휴식하고, 6가지 동작이 모두 끝나면 1분간 휴식한다.
6가지 동작+1분 휴식을 1세트로 총 3세트 반복한다.

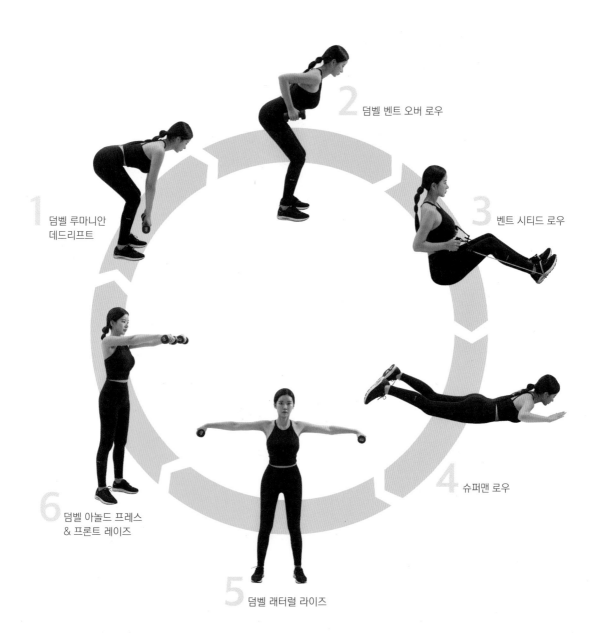

1 덤벨 루마니안 데드리프트

2 덤벨 벤트 오버 로우

3 벤트 시티드 로우

4 슈퍼맨 로우

5 덤벨 래터럴 라이즈

6 덤벨 아놀드 프레스 & 프론트 레이즈

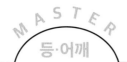

MASTER
등·어깨

# 덤벨 루마니안 데드리프트

10회 / 40초

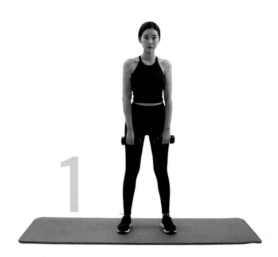

1

양손에 덤벨을 하나씩 쥐고
다리를 어깨너비로 벌려 똑바로 선다.

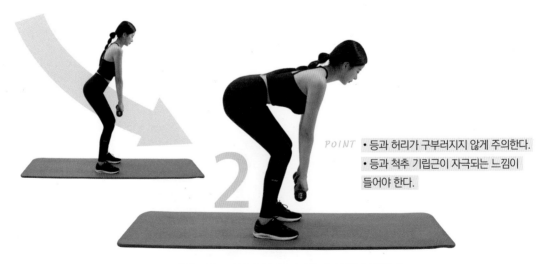

2

POINT • 등과 허리가 구부러지지 않게 주의한다.
• 등과 척추 기립근이 자극되는 느낌이
들어야 한다.

무릎을 너무 굽히지 않게 주의하며 상체를 내린다.
양손도 정강이를 따라 천천히 내린다.

무릎과 바닥이 일직선이 되도록 다리를 고정하고 상체를 최대한 곧게 펴 내려가는 데드리프트 변형 동작. 전신 근육에 자극을 주는데 특히 등 근육을 효과적으로 자극할 수 있다.

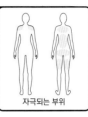

자극되는 부위

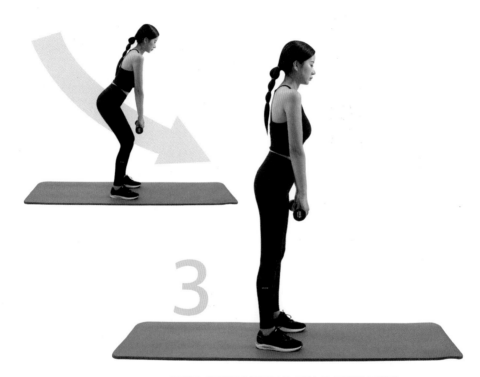

3

똑바로 일어서며 견갑골을 모아 등 근육을 조인다.
동작을 연결해 40초간 반복한다.

**트레이너의 한마디**

호흡은 일어설 때 내쉬고, 내려갈 때 들이마셔요.
덤벨 루마니안 데드리프트는 등 라인 다듬는 데 효과가 뛰어나니 꾸준히 실시하세요.

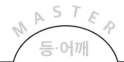

MASTER
등·어깨

# 덤벨 벤트 오버 로우

## 25회 / 40초

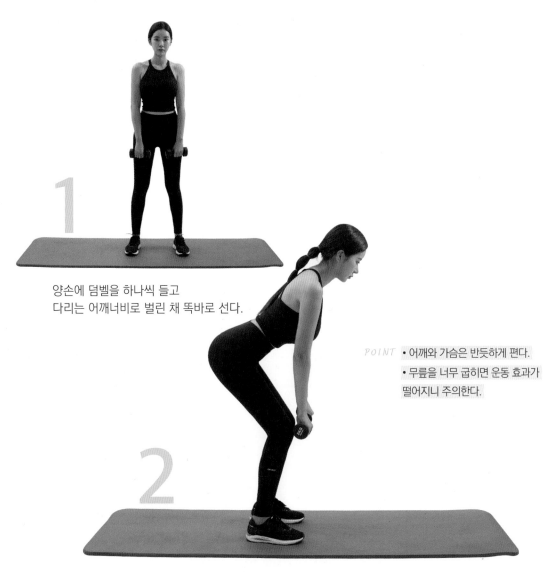

양손에 덤벨을 하나씩 들고
다리는 어깨너비로 벌린 채 똑바로 선다.

*POINT* • 어깨와 가슴은 반듯하게 편다.
• 무릎을 너무 굽히면 운동 효과가
떨어지니 주의한다.

상체를 45도로 숙이고 무릎을 조금 구부려 선다.

무릎을 조금 굽혀 선 채로 양손에 든 덤벨을 등 뒤로 당겼다 내리는 동작. 등 근육 전체를 자극하고 특히 겨드랑이의 군살을 제거하는 데 효과적이다.

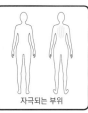

자극되는 부위

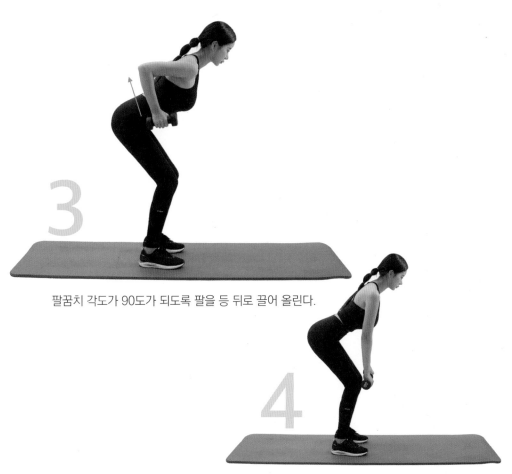

팔꿈치 각도가 90도가 되도록 팔을 등 뒤로 끌어 올린다.

숨을 들이마시며 천천히 팔을 내려 시작자세로 돌아간다.
팔꿈치를 들어 올렸다 내리며 40초간 반복한다.

**트레이너의 한마디**
호흡은 내릴 때 들이마시고 올릴 때 내쉽니다.
팔을 올릴 때 덤벨을 회전시키며 최대한 길게 당겨야 운동 효과가 극대화돼요.

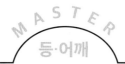

# 밴드 시티드 로우

## 25회 / 40초

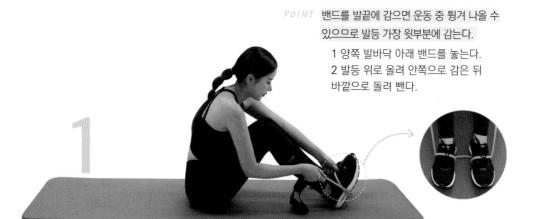

*POINT* 밴드를 발끝에 감으면 운동 중 튕겨 나올 수 있으므로 발등 가장 윗부분에 감는다.

1 양쪽 발바닥 아래 밴드를 놓는다.
2 발등 위로 올려 안쪽으로 감은 뒤 바깥으로 돌려 뺀다.

무릎을 굽혀 앉아서 양쪽 발등 위에 밴드를 감는다.

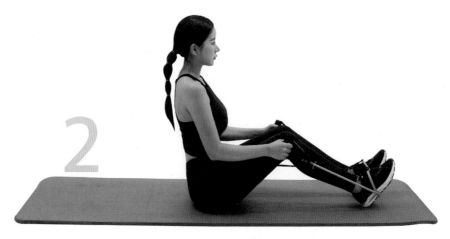

허리를 곧게 세워 상체를 반듯하게 편다.

노를 젓듯이 등의 힘을 이용해 밴드를 잡아당기는 동작. 견갑골을 감싸고 있는 승모근을
단련해 뒤태를 매끄럽게 가꾸고 어깨의 움직임을 부드럽게 한다

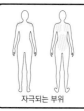

자극되는 부위

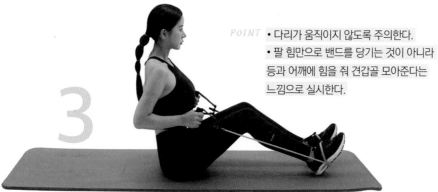

*POINT* • 다리가 움직이지 않도록 주의한다.
• 팔 힘만으로 밴드를 당기는 것이 아니라
등과 어깨에 힘을 줘 견갑골 모아준다는
느낌으로 실시한다.

3

숨을 내쉬며 팔꿈치를 등 뒤로 당기면서
밴드를 몸 쪽으로 끌어 당긴다.

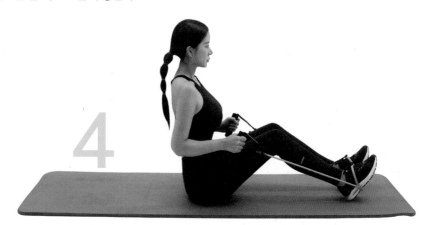

4

숨을 들이마시며 천천히 팔꿈치를 펴 제자리로 돌아간다.
동작을 연결해 40초간 반복한다.

**트레이너의
한마디**
호흡은 밴드를 당길 때 내쉬고, 제자리로 돌아갈 때 들이마셔요

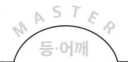

MASTER
등·어깨

# 슈퍼맨 로우

15회 / 40초

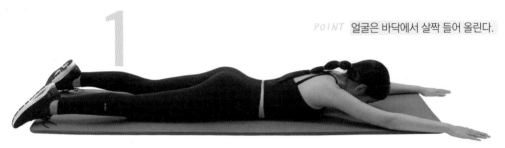

*POINT* 얼굴은 바닥에서 살짝 들어 올린다.

팔다리를 어깨너비보다 넓게 벌린 채 바닥에 엎드린다.

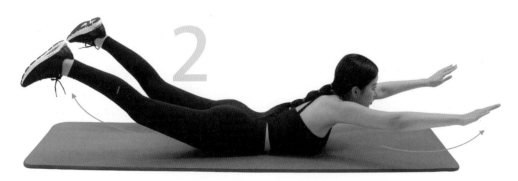

숨을 내쉬며 팔다리를 동시에 들어 올린다.

엎드려 팔다리를 들어 올린 뒤 양팔을 옆구리로 당기는 슈퍼맨 변형 동작. 등과 겨드랑이,
팔뚝 군살을 제거하는 데 효과적이다.

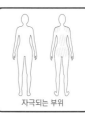

자극되는 부위

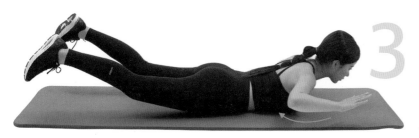

다리는 유지한 채 팔꿈치를 굽히며 팔을 옆구리 쪽으로 빠르게 당긴다.

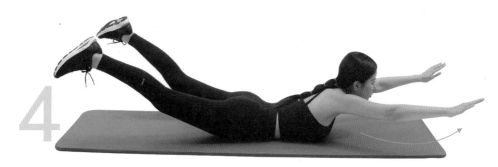

시작자세로 돌아온다. 옆구리로 동작을 연결해 40초간 반복한다.

**트레이너의
한마디**   호흡은 팔을 당길 때, 내쉬고 펼 때 들이마셔요.
팔을 옆구리 쪽으로 당길 때 등 근육이 수축하는 느낌이 들어야 해요.

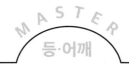

MASTER
등·어깨

# 덤벨 래터럴 레이즈

## 20회 / 40초

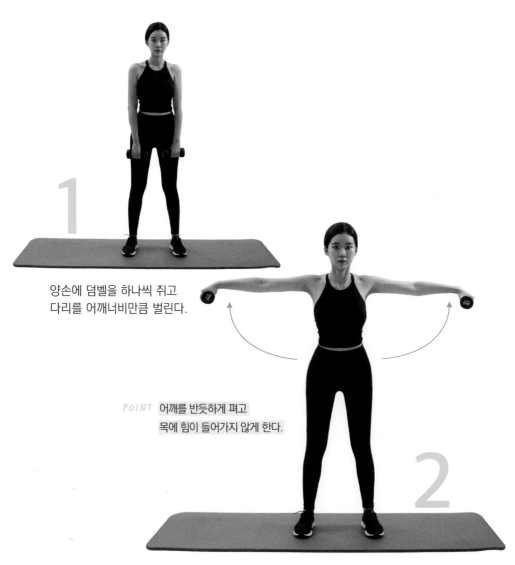

양손에 덤벨을 하나씩 쥐고
다리를 어깨너비만큼 벌린다.

POINT 어깨를 반듯하게 펴고
목에 힘이 들어가지 않게 한다.

어깨와 팔꿈치가 일직선이 되도록 팔을 옆으로 들어 올린다.

양손에 덤벨을 들고 팔을 일직선으로 고정한 채 들어 올리고 내리는 동작. 둥근 어깨 라인을
반듯하게 다듬어 곧은 어깨를 만들어준다.

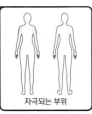

자극되는 부위

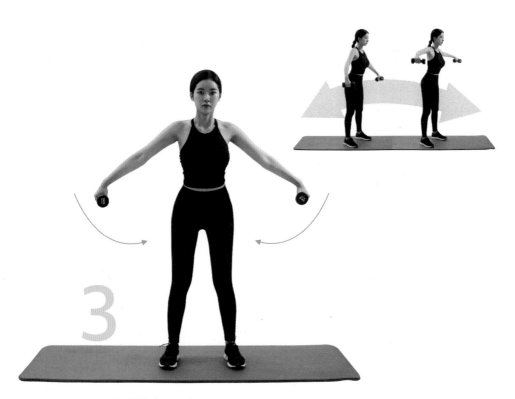

3

팔을 천천히 내린다.
팔을 올렸다 내리며 40초간 반복한다.

**트레이너의
한마디**

호흡은 내릴 때 들이마시고 올릴 때 내쉽니다.
덤벨을 어깨 높이 이상 올리게 되면 승모근 위쪽이 발달하기 때문에 팔은 어깨 높이 전까
지만 들어 올리세요. 덤벨은 너무 무겁지 않은 것으로 골라 어깨가 뻐근해질 때까지 하는
것이 효과가 좋아요.

221

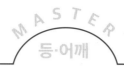

MASTER
등·어깨

# 덤벨 아놀드 프레스 & 프론트 레이즈

한 동작당 20초씩 / 40초

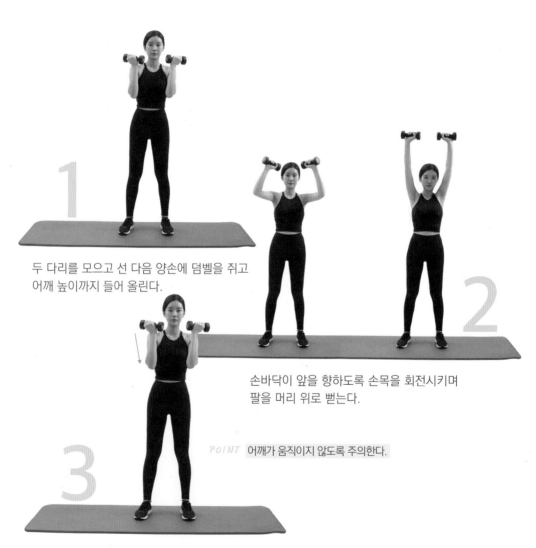

**1** 두 다리를 모으고 선 다음 양손에 덤벨을 쥐고
어깨 높이까지 들어 올린다.

**2** 손바닥이 앞을 향하도록 손목을 회전시키며
팔을 머리 위로 뻗는다.

*POINT* 어깨가 움직이지 않도록 주의한다.

**3** 숨을 들이마시며 제자리로 돌아온다.
팔을 올렸다 내리며 20초간 반복한다.

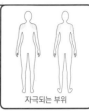

자극되는 부위

덤벨을 들고 머리 위로 회전시켜 올렸다 내렸다를 반복한 뒤 어깨 높이까지 수직으로 들어 올리는 동작. 영화배우 아놀드 슈왈츠 제네거가 개발한 어깨 운동이다.

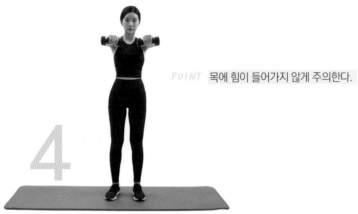

*POINT* 목에 힘이 들어가지 않게 주의한다.

주먹이 앞을 향하게 해서
양팔을 어깨높이까지 들어 올린다.

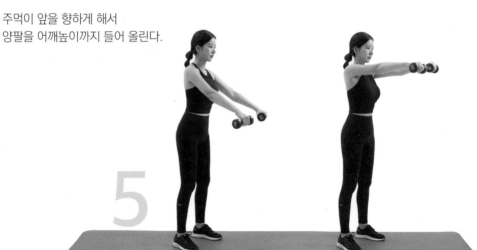

양손을 허벅지 앞으로 내렸다가 다시 어깨높이로 팔을 올린다.
팔을 올렸다 내리며 20초간 반복한다.

**트레이너의
한마디**
호흡은 팔을 올릴 때 내쉬고, 내릴 때 들이마셔요..

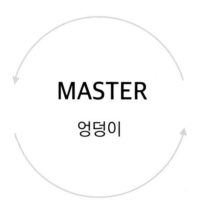

# MASTER
## 엉덩이

고급 레벨의 엉덩이 프로그램에서는 덤벨로 중량을 추가해 운동 강도를 크게 높였다. 이 프로그램에서는 중급 과정을 통해 탄탄해진 엉덩이 근육을 한층 더 탄력 있게 만들 수 있다.

고급 프로그램에서는 덤벨 스윙과 다운 백 킥 같이 이미 배운 동작 2가지와 응용 동작 3가지, 새로운 동작 1가지로 구성되어있다. 덤벨 스윙과 덤벨 힙 브리지로 엉덩이 큰 근육과 코어 근육을 자극해 엉덩이와 등 사이에 S라인을 만들고, 덤벨 와이드 스쿼트로 허벅지 안쪽까지 자극해 엉덩이와 허벅지가 매끄럽게 이어질 수 있도록 라인을 다듬는다. 트위스트 런지 펄스와 파이어 하이드런트로 엉덩이 측면 근육을 자극해 매력적인 골반 라인을 만들고, 다운 백 킥으로 엉덩이 근육만 집중적으로 자극해 엉덩이 라인을 더 봉긋하게 만든다.

엉덩이에 자극이 많이 가는 동작이지만 이미 중급 레벨에서 한 차례 운동 강도를 올려 성공한 적이 있기 때문에 고급 레벨도 꾸준히 하다 보면 목표 횟수를 채울수 있다.

## 진행 방법

동작당 40초씩 실시한 뒤 20초간 휴식하고, 6가지 동작이 모두 끝나면 1분간 휴식한다.
6가지 동작+1분 휴식을 1세트로 총 3세트 반복한다.

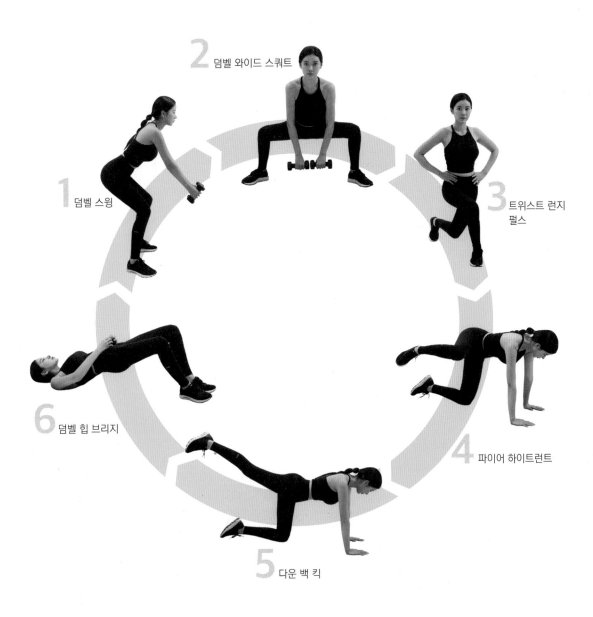

2 덤벨 와이드 스쿼트

1 덤벨 스윙

3 트위스트 런지
펄스

6 덤벨 힙 브리지

4 파이어 하이트런트

5 다운 백 킥

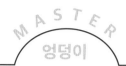

MASTER
엉덩이

# 덤벨 스윙

25회/40초

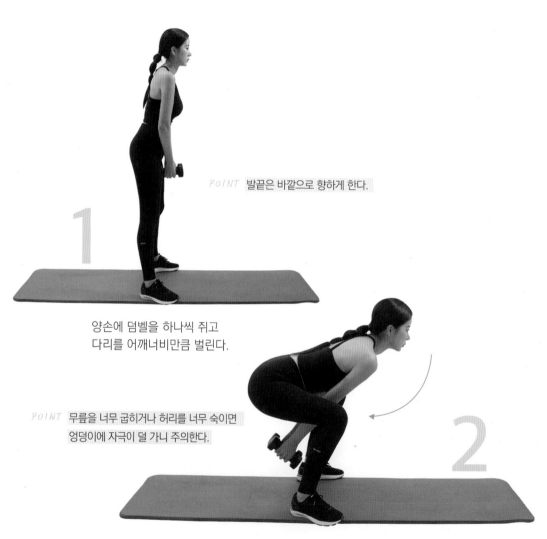

**1**

POINT 발끝은 바깥으로 향하게 한다.

양손에 덤벨을 하나씩 쥐고
다리를 어깨너비만큼 벌린다.

POINT 무릎을 너무 굽히거나 허리를 너무 숙이면
엉덩이에 자극이 덜 가니 주의한다.

**2**

무릎을 직각으로 굽혀 스쿼트 자세를 한 채로
양손을 허벅지 안쪽으로 넣는다.

덤벨을 양손에 쥐고 반동을 이용해 가슴 높이로 덤벨을 올렸다 다리 사이로 내려 보내는
케틀벨 변형 동작. 온몸의 근육의 협응력을 키우고 엉덩이 근육을 자극하는 데 효과적이다.

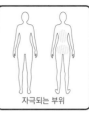

자극되는 부위

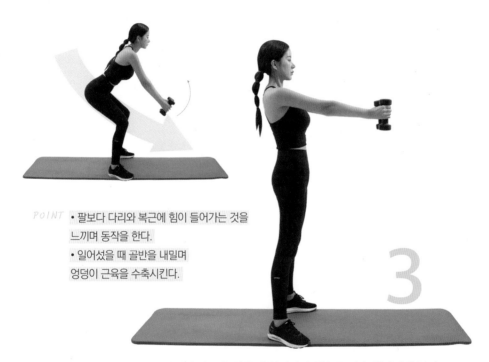

*POINT* • 팔보다 다리와 복근에 힘이 들어가는 것을
느끼며 동작을 한다.
• 일어섰을 때 골반을 내밀며
엉덩이 근육을 수축시킨다.

3

덤벨의 반동을 이용해 일어서며 양손을 가슴 위까지 올린다.
앉았다 일어서며 40초간 반복한다.

**트레이너의
한마디**  호흡은 팔을 내릴 때 들이마시고 올릴 때 내쉽니다.
등을 굽힌 상태로 실시하면 허리 부상이 올 수 있으니 주의하세요.

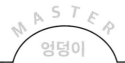

MASTER
엉덩이

# 덤벨 와이드 스쿼트

17회 / 40초

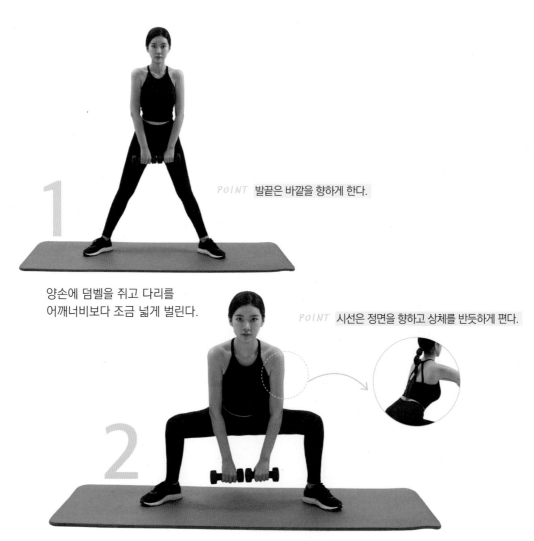

**1**

*POINT* 발끝은 바깥을 향하게 한다.

양손에 덤벨을 쥐고 다리를
어깨너비보다 조금 넓게 벌린다.

**2**

*POINT* 시선은 정면을 향하고 상체를 반듯하게 편다.

엉덩이를 뒤로 빼고 최대한 무릎을 굽혀
와이드 스쿼트 자세를 만든다.

덤벨로 중량을 추가한 뒤 다리를 넓게 벌려 실시하는 스쿼트 변형 동작. 허벅지 안쪽과
엉덩이를 동시에 자극할 수 있다.

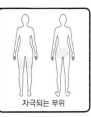

자극되는 부위

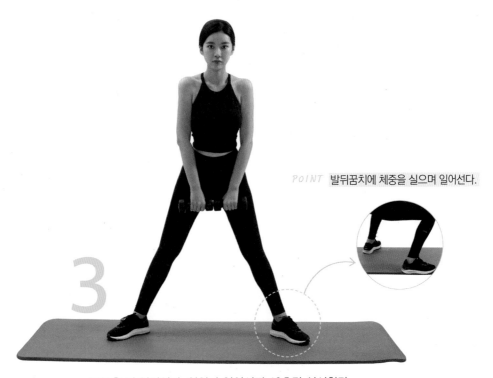

*POINT* 발뒤꿈치에 체중을 실으며 일어선다.

무릎을 펴 일어선다. 앉았다 일어서며 40초간 실시한다.

**트레이너의
한마디**

호흡은 앉았을 때 들이마시고, 올라올 때 내쉽니다.
덤벨 2개를 동시에 들기 어렵다면 하나의 덤벨을 양손으로 잡고 실시하세요.

# 고급

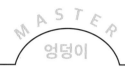

MASTER
엉덩이

# 트위스트 런지 펄스

45회 / 40초

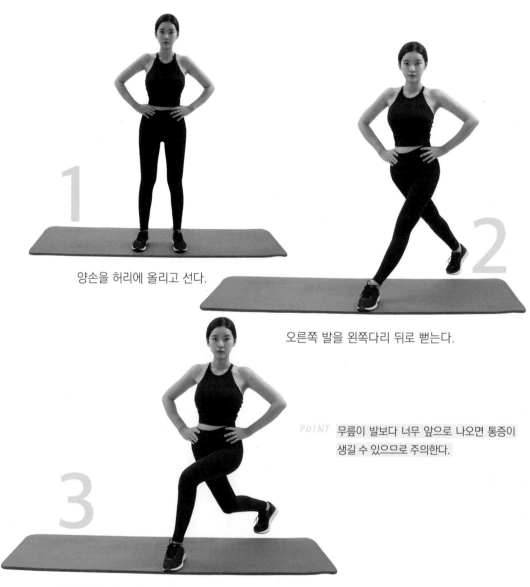

**1** 양손을 허리에 올리고 선다.

**2** 오른쪽 발을 왼쪽다리 뒤로 뻗는다.

*POINT* 무릎이 발보다 너무 앞으로 나오면 통증이 생길 수 있으므로 주의한다.

**3** 오른쪽 무릎이 바닥에 닿을 정도로 굽혀 내려간다.

# THU

런지 자세를 만든 뒤 엉덩이 근육에 자극이 되는 구간에서 빠르게 위아래로 움직이는 동작.
엉덩이 측면 근육이 자극하여 엉덩이와 골반 라인을 균형있게 잡아준다.

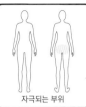

자극되는 부위

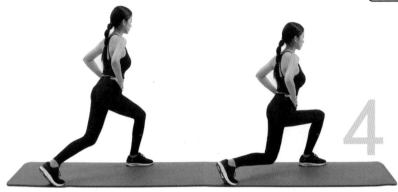

런지 자세에서 왼쪽 무릎을 위아래로 굽혔다 펴며
엉덩이에 자극이 가는 구간을 짧고 빠르게 20초간 움직인다.

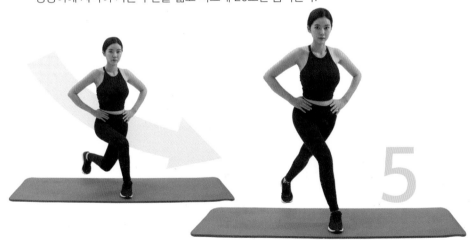

왼쪽 무릎을 펴 제자리도 돌아 온 뒤
반대편 다리도 같은 방법으로 20초 실시한다.

**트레이너의 한마디** 호흡은 올라올 때 들이마시고, 내려갈 때 내쉽니다.

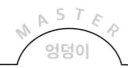

MASTER
엉덩이

# 파이어 하이드런트

35회 / 40초

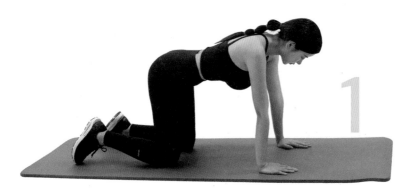

양손을 어깨너비보다 조금 넓게 벌린 채 바닥을 짚고 무릎을 굽혀 엎드린다.

*POINT* • 바닥을 지탱하는 왼쪽 다리가
움직이지 않도록 주의한다.
• 다리를 옆으로 들어 올릴 때
엉덩이에 자극이 느껴져야 한다.

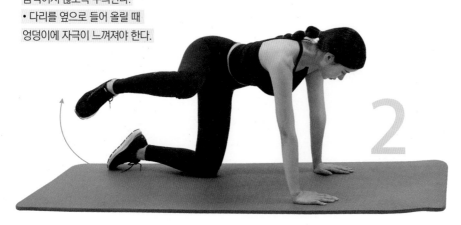

숨을 내쉬며 오른쪽 무릎을 옆으로 들어 올린다.

엎드린 자세에서 한쪽 다리씩 옆으로 들어 올리는 동작. 코어 근육과 엉덩이 측면 근육을
자극해 작고 탄력 있는 엉덩이를 만들어준다.

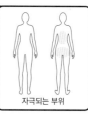

자극되는 부위

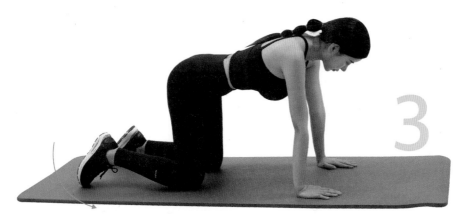

천천히 제자리로 돌아온다.
다리를 올렸다 내리며 20초간 반복한 뒤 왼쪽 다리도 20초간 실시한다.

**트레이너의
한마디**

호흡은 다리를 들어 올릴 때 내쉬고, 내릴 때 들이마셔요.

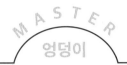

MASTER
엉덩이

# 다운 백 킥

20회 / 40초

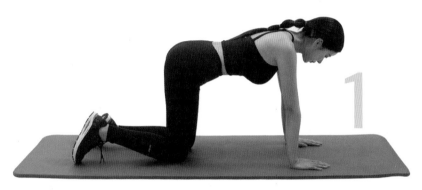

양손을 어깨너비보다 조금 넓게 벌린 채 바닥을 짚고 무릎을 굽혀 엎드린다.

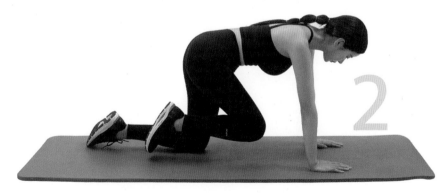

오른쪽 다리를 들어 가슴 쪽으로 당긴다.

엎드린 자세에서 상체를 고정하고 한 다리씩 뒤로 차올리는 동작. 엉덩이 근육을 이완시켰다가 수축하는 동작을 반복해 탄력있는 엉덩이를 만든다.

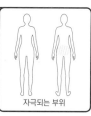

자극되는 부위

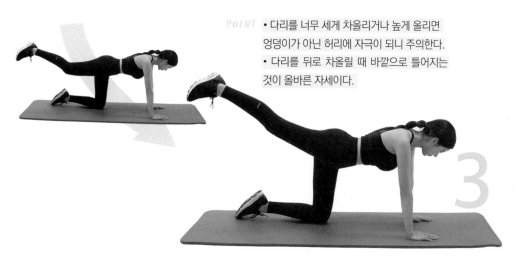

POINT
• 다리를 너무 세게 차올리거나 높게 올리면 엉덩이가 아닌 허리에 자극이 되니 주의한다.
• 다리를 뒤로 차올릴 때 바깥으로 틀어지는 것이 올바른 자세이다.

숨을 내쉬며 다리를 뒤로 뻗어 올린다.

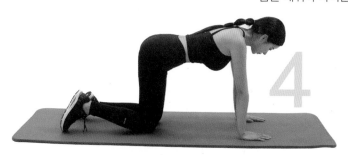

숨을 들이마시며 천천히 제자리로 돌아온다.
오른쪽 다리를 20초간 반복하고 왼쪽도 같은 방법으로 20초간 반복한다.

**트레이너의 한마디**

호흡은 다리를 내릴 때 들이마시고 올릴 때 내쉽니다.
연예인들 운동 영상에서 빠지지 않는 동작이에요. 꾸준히 따라 하면 탄력 있는 애플힙을 가질 수 있어요.

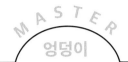

MASTER
엉덩이

# 덤벨 힙 브리지

### 20회 / 40초

*POINT* 양쪽뒤꿈치를 모아 V자를 만들고
무릎은 양발보다 더 벌린다.

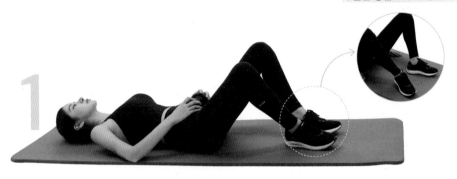

덤벨 하나를 배 위에 올려놓고 양손으로 잡는다.
무릎을 세우고 똑바로 눕는다.

*POINT* 시선은 위를 향한다.

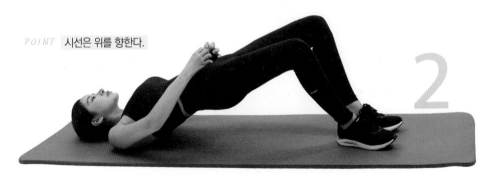

숨을 내쉬며 허리와 엉덩이를 천천히 들어 올린다.

덤벨을 배 위에 올린 채 허리와 엉덩이를 들어 올리는 힙 브리지 변형 동작. 엉덩이 군살을
제거하고 모양을 잡는 데 효과적이다.

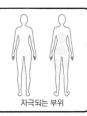

자극되는 부위

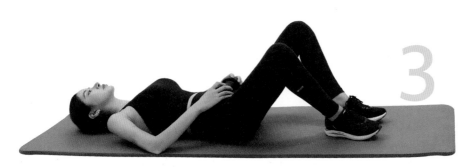

3

숨을 들이마시며 천천히 제자리로 돌아온다.
엉덩이를 들어 올렸다 내리며 40초간 반복한다.

**트레이너의
한마디**  호흡은 제자리로 돌아올 때 들이마시고, 엉덩이를 들어 올릴 때 내쉽니다.

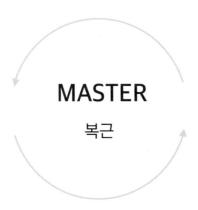

# MASTER
## 복근

고급 부위운동의 마지막 과정인 복근 프로그램이다. 강도 높은 복근 운동으로 복근을 섬세하게 다듬어 11자 복근을 완성해보자. 크롭티나 비키니도 자신 있게 입을 수 있을 것이다.

이번 프로그램에서는 집중적으로 복근을 만들 수 있는 고강도 복근 운동 6가지를 소개한다. 플랭크 점핑잭, 스키어 동작으로 복근 강화는 물론 남은 체지방까지 연소시킨 다음 마운틴 클라이머 & 사이드, 플랭크 레인보우로 옆구리 라인을 다듬어보자. 크로스핏 싯 업과 시티드 레그 레이즈 동작으로는 복부 근육만 집중적으로 자극해 복근을 선명하게 만들 수 있다.

복근 운동은 다른 부위운동보다 쉽게 지쳐 따라 하기 힘들 것이다. 하지만 동작마다 자극되는 부위가 조금씩 다르기 때문에 한 동작도 빠짐없이 따라 하도록 한다. 고급 레벨을 모두 따라 하기 힘들다면 처음에는 80% 강도로 낮추고 점진적으로 목표 횟수와 시간에 도달할 수 있도록 한다.

## 진행 방법

동작당 40초씩 실시한 뒤 20초간 휴식하고, 6가지 동작이 모두 끝나면 1분간 휴식한다.
6가지 동작+1분 휴식을 1세트로 총 3세트 반복한다.

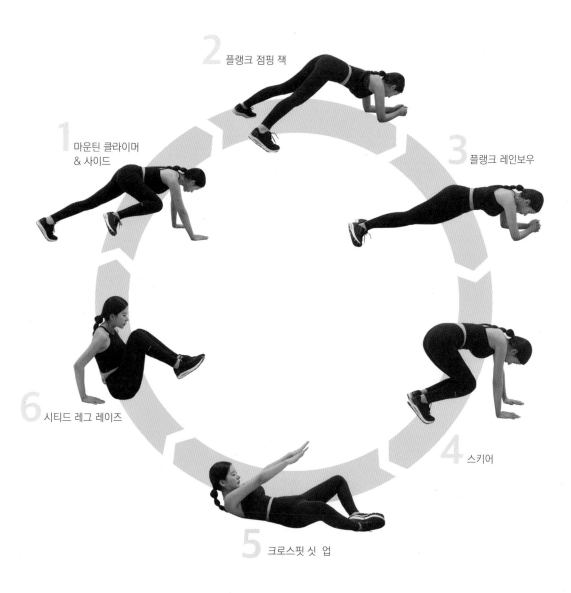

**1** 마운틴 클라이머 & 사이드

**2** 플랭크 점핑 잭

**3** 플랭크 레인보우

**4** 스키어

**5** 크로스핏 싯 업

**6** 시티드 레그 레이즈

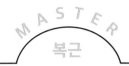

MASTER
복근

# 마운틴 클라이머 & 사이드

6회 / 40초

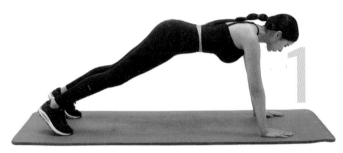

양팔은 어깨너비보다 조금 넓게 벌린 채
바닥을 짚고 엎드려 푸시업 자세를 만든다.

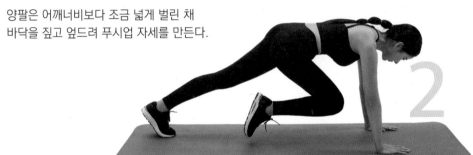

상체는 고정한 채 오른쪽 무릎을 가슴 쪽으로 당겨 올린다.

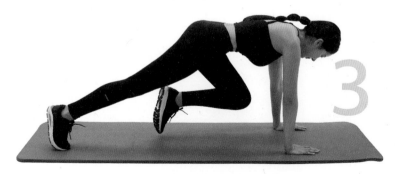

푸시업 자세로 돌아간 뒤 왼쪽 다리도 실시한다.
양 무릎을 번갈아 움직여 빠르게 10회 반복한다.

마운틴 클라이머 자세를 빠르게 10회 반복한 뒤 한쪽 다리씩 번갈아 옆구리 쪽으로
끌어올리는 동작. 많은 체력을 요구하는 동작인 만큼 전신과 배의 군살을 빼는 데 효과적이다.

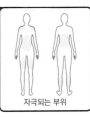

자극되는 부위

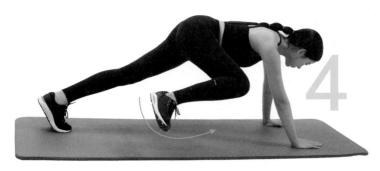

마운틴 클라이머 동작이 끝나면 오른쪽 무릎을
오른쪽 팔꿈치에 닿을 정도로 크게 당겼다가 제자리로 돌아간다.

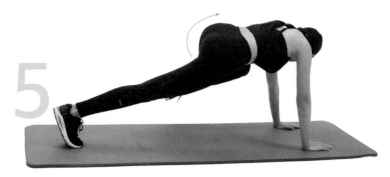

왼쪽 다리도 같은 방법으로 실시한다.
②~⑤의 동작을 연결해 40초간 반복한다.

**트레이너의
한마디**
호흡은 무릎을 올릴 때 내쉬고 제자리로 돌아올 때 들이마셔요.
다리를 가슴과 팔꿈치 쪽으로 당길 때 복근이 수축하는 느낌이 들어야 해요.

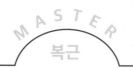

MASTER
복근

# 플랭크 점핑 잭

40회 / 40초

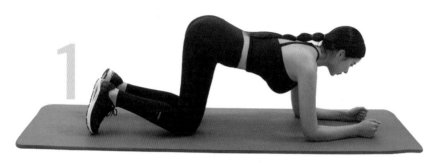

**1** 양 팔꿈치와 무릎을 수직으로 굽혀 엎드린다.

*POINT* • 어깨와 팔꿈치가 수직을 만들어야 한다.
• 엉덩이를 너무 들거나 허리가 구부러지지
않도록 주의한다.

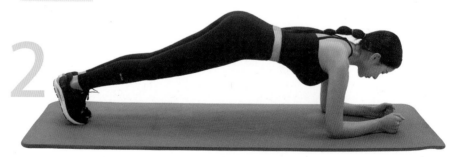

**2** 상체는 유지한 채 두 다리를 펴 플랭크 자세를 만든다.

플랭크 자세를 유지하며 두 다리를 팔 벌려 뛰기 하듯 벌렸다 모으는 동작. 고강도 전신운동으로 체지방을 태우고 척추 기립근 등 코어 근육을 키워준다.

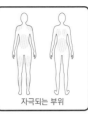

자극되는 부위

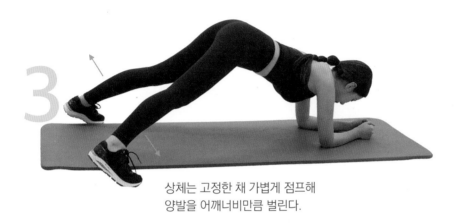

상체는 고정한 채 가볍게 점프해
양발을 어깨너비만큼 벌린다.

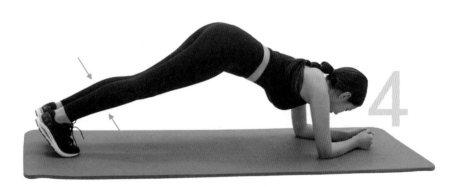

다시 점프해 양발을 모은다.
다리를 벌렸다 모으면서 점프하는 동작을 40초간 반복한다.

**트레이너의
한마디** 호흡은 무릎을 올릴 때 내쉬고, 제자리로 돌아올 때 들이마셔요.
팔 벌려 뛰기 하는 느낌으로 빠르게 반복하세요.

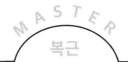

# 플랭크 레인보우

35회/40초

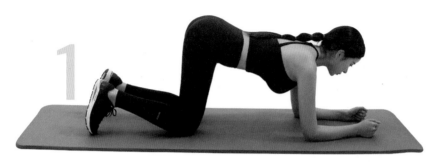

양 팔꿈치와 무릎을 수직으로 굽혀 엎드린다.

*POINT* • 어깨와 팔꿈치가 수직을 만들어야 한다.
• 엉덩이를 너무 들거나 허리가 구부러지지
않도록 주의한다.

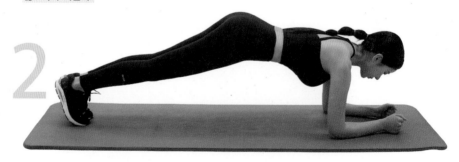

상체는 유지한 채 두 다리를 펴 플랭크 자세를 만든다.

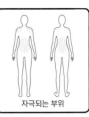

플랭크 자세에서 상체는 고정한 채 골반을 양옆으로 크게 움직이는 동작. 코어 근육을
강화시키고 복부와 옆구리 근육을 자극해 군살을 없애준다.

자극되는 부위

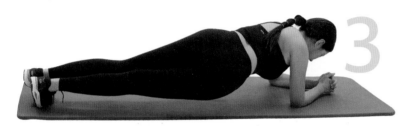

오른쪽 골반으로 무지개를 그리듯 같은 쪽 바닥을 향해 몸을 내린다.

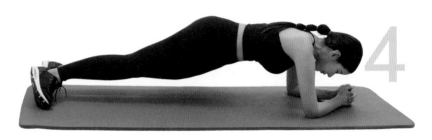

다시 플랭크 자세로 돌아왔다가 왼쪽 골반을 내린다.
골반을 양옆으로 부드럽게 움직이며 40초간 반복한다.

**트레이너의
한마디**
호흡은 플랭크 자세일 때 들이마시고, 골반을 옆으로 내릴 때 내쉽니다.
동작이 익숙해지면 골반으로 반원을 그리듯 부드럽게 움직이세요. 골반은 최대한 바닥
에 닿을 듯 내려가는 것이 좋아요.

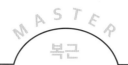

MASTER
복근

# 스키어

25회 / 40초

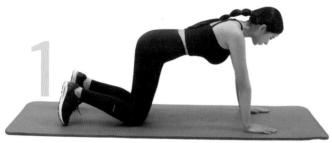

**1**

양손은 어깨너비보다 조금 넓게 벌린 채
바닥을 짚고 무릎을 굽혀 엎드린다.

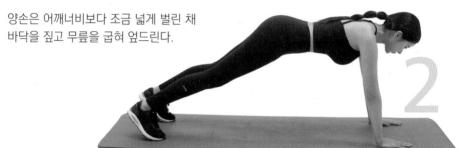

**2**

두 다리를 펴고 엉덩이와 허리를 들어 올려 푸시업 자세를 만든다.

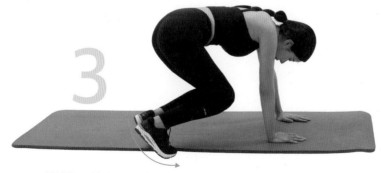

**3**

양발을 모아 오른쪽 팔꿈치 쪽으로 최대한 가깝게 점프한다.
점프하면서 숨을 짧게 내쉰다.

푸시업 자세에서 양발을 모아 옆구리 쪽으로 번갈아 점프하는 동작. 고강도 복근 운동으로
배의 군살을 빼주는 것은 물론 심박수를 올리고 체지방을 태우는 데도 효과적이다.

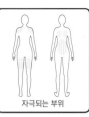

자극되는 부위

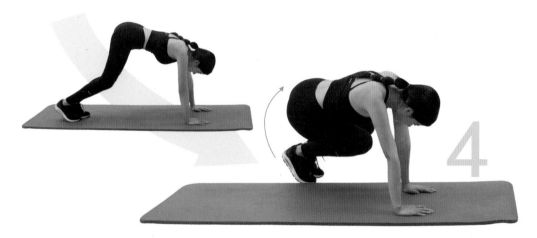

점프해 제자리로 돌아간 뒤 왼쪽도 같은 방법으로 실시한다.
양쪽으로 번갈아 지그재그로 점프하며 40초간 실시한다.

**트레이너의 한마디**

호흡은 제자리로 돌아올 때 들이마시고, 다리를 옆구리 쪽으로 보낼 때 내쉽니다.
유산소운동과 복근 운동 효과는 물론 칼로리 소모도 높은 스키어 동작이에요. 힘들어도
최대한 동작을 크고 빠르게 하세요.

# 고급

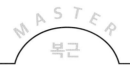

# 크로스핏 싯 업

## 20회 / 40초

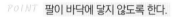

POINT 팔이 바닥에 닿지 않도록 한다.

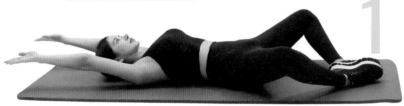

무릎을 세운 채 똑바로 누워 양팔을 머리 위로 올린다.
무릎을 벌리고 양 발바닥을 서로 붙인다.

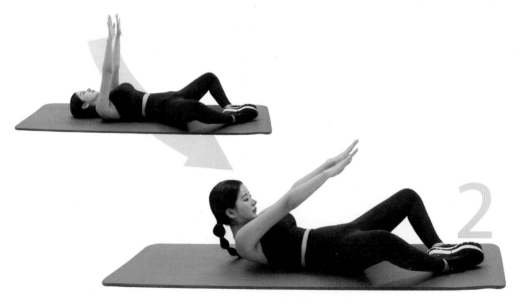

허리에 반동을 주어 팔과 상체를 들어 올린다.

양 발바닥을 붙여 앉은 자세로 허리 반동을 이용해 윗몸 일으키기 하는 동작. 하체를
고정시킨 채 복근을 최대한 길게 늘였다 수축해 복근 운동 중 효과가 가장 크다.

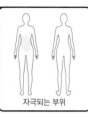

자극되는 부위

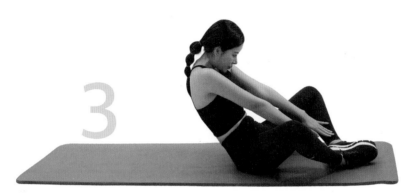

상체가 다 올라오면 양손으로 양발의 안쪽 복사뼈를 터치한다.

*POINT* 복근이 수축하는 것을 느끼며 천천히 눕는다.

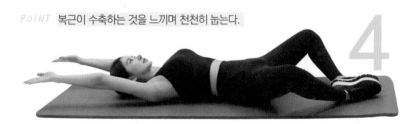

바닥에 누우며 팔을 머리 위로 뻗는다.
허리 반동을 이용해 40초간 윗몸 일으키기를 반복한다.

**트레이너의
한마디** 호흡은 제자리로 돌아올 때 들이마시고, 상체를 들어 올릴 때 내쉽니다.
허리에 반동을 주어 상체를 올리는 것이 힘들다면 다리 자세는 유지한 채 크런치 동작을
하는 것으로 대체하세요!

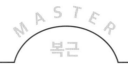

MASTER
복근

# 시티드 레그 레이즈

40회 / 40초

POINT 팔꿈치는 완전히 펴지 말고 살짝 굽힌다.

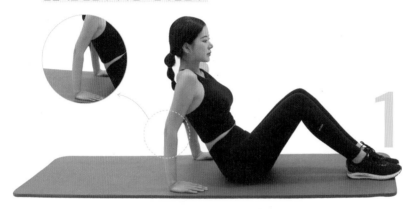

무릎을 세워 앉는다. 양팔은 등 뒤로 뻗어 바닥을 짚는다.

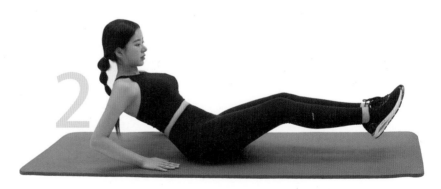

몸을 펴면서 두 다리를 위로 들어 올린다.
무릎이 살짝 펴진 상태가 되게 한다.

팔을 뒤로 뻗어 앉은 자세에서 두 다리를 들어 올려 가슴 쪽으로 당기는 동작. 아랫배의 군살을 제거하고 복근을 선명하게 만들어준다.

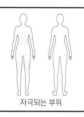

자극되는 부위

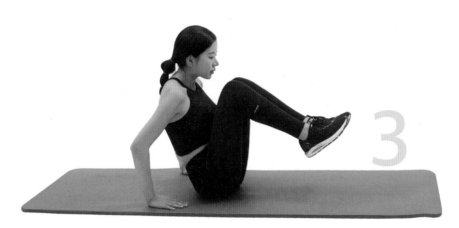

무릎을 가슴 쪽으로 당겨 올린다.
다리를 가슴 쪽으로 당겼다 밀어내며 40초간 반복한다.

**트레이너의 한마디**

호흡은 무릎을 바깥으로 밀 때 들이마시고 가슴 쪽으로 당길 때 내쉽니다.
무게 중심을 잡고 다리를 움직일 때 모두 복근에 힘이 들어가 있어야 해요.

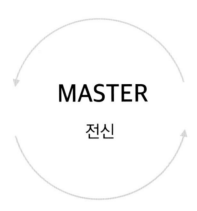

# MASTER
## 전신

체지방을 완전 연소시킬 수 있는 숙련자 레벨이다. 마지막 프로그램인 만큼 운동 강도가 많이 올라간다. 하지만 이전 레벨 동작들을 정확히 익히고 꾸준히 따라 했다면 충분히 소화할 수 있다.

이번 프로그램에서는 남은 체지방을 말끔하게 연소할 수 있는 6가지 동작을 소개한다. 점핑 잭으로 심박수를 적당히 올린 뒤 덤벨 스모 데드리프트 & 하이풀, 크롤 8스텝, 버피 점프로 전신의 근육을 자극하고 신체 각 부위의 협응력을 키워보자. 원 핸드 오버헤드 스쿼트 동작으로는 하체와 코어 근육을 발달시킬 수 있으며 암 워킹 플랭크 동작으로는 팔과 복부를 탄력 있게 가꿀 수 있다.

고급 레벨인 만큼 시간을 채우기 보다는 목표 횟수를 모두 해내는 것을 목표로 집중해 실시하도록 한다. 만약 고급 레벨의 3세트를 한 번에 따라 하기 힘들다면 다시 중급 레벨로 돌아가 일주일 정도 더 실력을 다진 뒤 고급 레벨을 실시하도록 한다.

동작당 40초씩 실시한 뒤 20초간 휴식하고, 6가지 동작이 모두 끝나면 1분간 휴식한다.
6가지 동작+1분 휴식을 1세트로 총 3세트 반복한다.

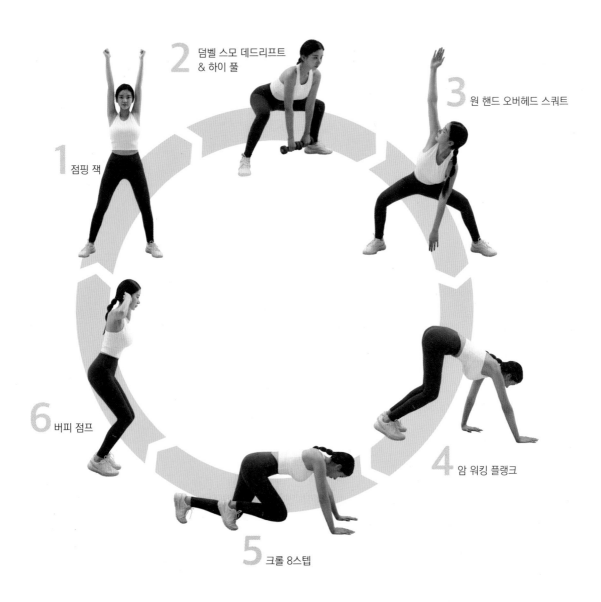

1 점핑 잭
2 덤벨 스모 데드리프트 & 하이 풀
3 원 핸드 오버헤드 스쿼트
4 암 워킹 플랭크
5 크롤 8스텝
6 버피 점프

MASTER
전신

# 점핑 잭

45회/40초

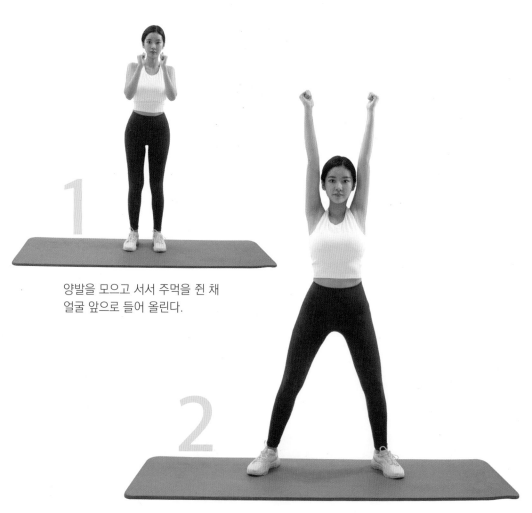

**1** 양발을 모으고 서서 주먹을 쥔 채 얼굴 앞으로 들어 올린다.

**2** 양팔을 머리 위로 들어 올리며 제자리에서 점프해 양발을 벌린다.

제자리 뛰기하며 다리를 벌렸다 모으고 양손을 머리 위로 들어 올리는 동작. 다리와 어깨 근육을 풀어주고 심박수를 적당히 올려줘 강도 높은 운동 전 워밍업 동작으로 좋다.

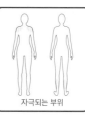

자극되는 부위

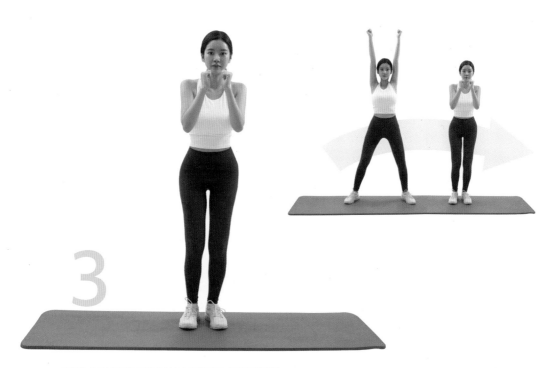

3

다시 손과 발을 모으면서 제자리로 돌아왔다가
점프하면서 다리를 벌린다. 동작을 연결해 40초간 반복한다.

**트레이너의 한마디**

호흡은 점프할 때 내쉬고 제자리로 돌아갈 때 들이마셔요.
리듬감 있게 점프하며 빠르게 실시해야 운동 효과가 커요.

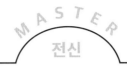

MASTER
전신

# 덤벨 스모 데드리프트 & 하이 풀

## 20회 / 40초

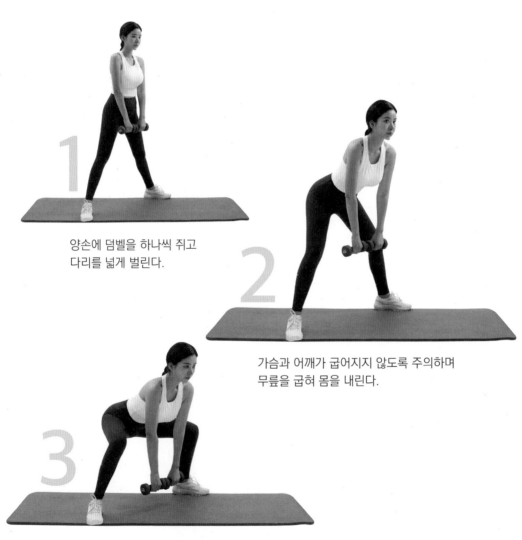

양손에 덤벨을 하나씩 쥐고
다리를 넓게 벌린다.

가슴과 어깨가 굽어지지 않도록 주의하며
무릎을 굽혀 몸을 내린다.

엉덩이를 최대한 뒤로 빼면서
무릎이 90도가 될 때까지 내려간다.

덤벨을 들고 데드리프트 동작을 실시한 뒤 팔꿈치를 어깨 높이로 들어 올리는 동작.
전신의 근육을 자극하는 것은 물론 각 신체 부위의 협응력을 키울 수 있다.

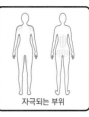

자극되는 부위

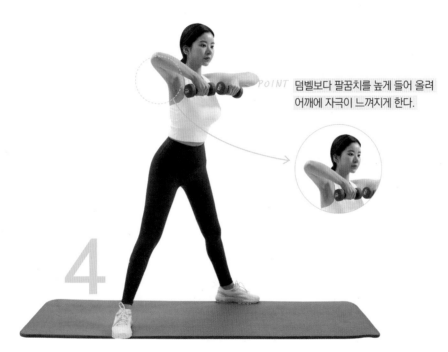

*POINT* 덤벨보다 팔꿈치를 높게 들어 올려
어깨에 자극이 느껴지게 한다.

4

일어설 때 팔꿈치를 당겨 덤벨을 가슴까지 들어 올린다.
동작을 연결해 40초간 반복한다.

**트레이너의
한마디** 호흡은 덤벨을 들어 올릴 때 내쉬고 몸을 숙일 때 들이마셔요.

MASTER
전신

# 원 핸드 오버헤드 스쿼트

20회 / 40초

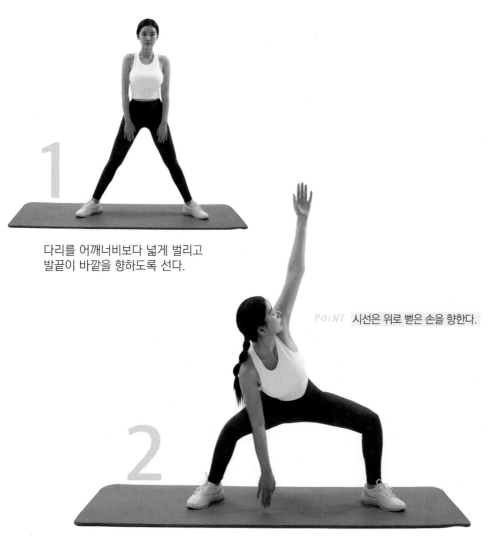

**1** 다리를 어깨너비보다 넓게 벌리고
발끝이 바깥을 향하도록 선다.

*POINT* 시선은 위로 뻗은 손을 향한다.

**2** 무릎을 굽혀 스쿼트 자세를 만들며 오른손을 머리 위로 높게 뻗는다.
왼손은 아래로 뻗어 바닥을 터치한다.

스쿼트 동작을 하며 양손을 번갈아 머리 위로 드는 동작. 하체 근육 전체를 자극하면서
어깨와 코어 근육을 발달시키는 데 효과적이다.

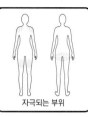

자극되는 부위

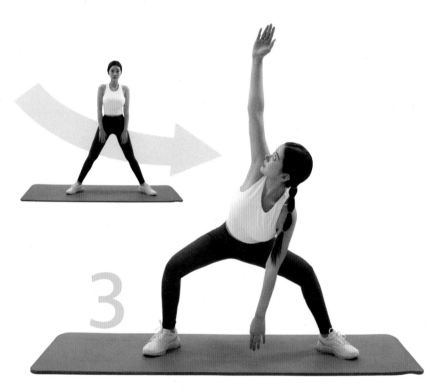

3

제자리로 돌아왔다가 왼손을 올리며 같은 방법으로 실시한다.
양쪽 손을 번갈아 위로 올리며 40초간 반복한다.

**트레이너의
한마디**

호흡은 올라올 때 내쉬고 내려갈 때 들이마셔요.
여성용으로 변형된 스쿼트 중에서 가장 난이도가 높은 동작이에요. 자세가 흐트러지지
않게 주의하세요.

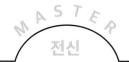

# 암 워킹 플랭크

5회 / 40초

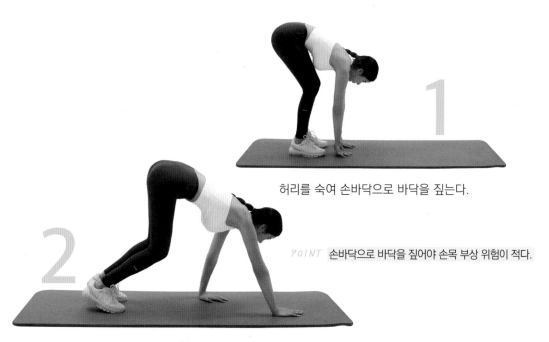

**1**

허리를 숙여 손바닥으로 바닥을 짚는다.

POINT 손바닥으로 바닥을 짚어야 손목 부상 위험이 적다.

**2**

발끝을 고정한 상태로 양손으로 기어가듯
번갈아 팔을 앞으로 내딛는다.

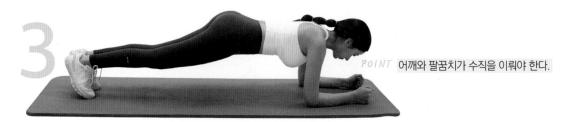

**3**

POINT 어깨와 팔꿈치가 수직을 이뤄야 한다.

한 팔씩 팔꿈치를 굽혀 플랭크 자세를 취한다.
2초 동안 유지한다.

두 발은 제자리에 둔 채 팔로 기어가 플랭크 자세를 만드는 동작. 팔과 복부, 코어 근육을 동시에 자극할 수 있다.

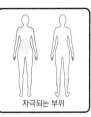

자극되는 부위

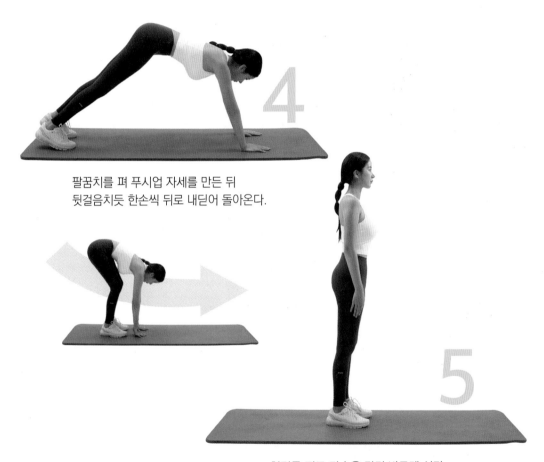

팔꿈치를 펴 푸시업 자세를 만든 뒤
뒷걸음치듯 한손씩 뒤로 내딛어 돌아온다.

허리를 펴고 가슴을 당겨 바르게 선다.
①~⑤의 동작을 연결해 40초간 반복한다.

**트레이너의
한마디**
호흡은 상체를 숙여 기어가는 동안 천천히 내쉬고 플랭크 자세를 취할 때 들이마신다.
허리를 숙여 양손으로 바닥을 짚을 때 무릎을 최대한 굽히지 않고 양손을 발 가까이
짚는 것이 효과가 좋아요.

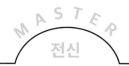

**전신**

# 크롤 8스텝

8회 / 40초

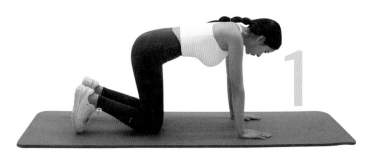

양손은 어깨너비보다 조금 넓게 벌린 채 바닥을 짚고
무릎을 굽혀 엎드린다.

**POINT** 무릎이 바닥에 가까울수록
동작이 힘들어지니 체력에 맞게 조절한다.

발끝에 힘을 줘 무릎을 살짝 들어 올린다.

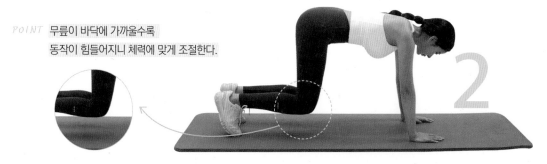

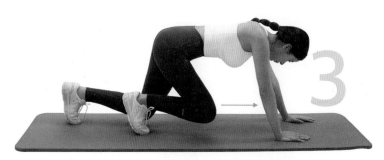

무릎을 바닥에서 뗀 채 팔다리를 앞으로 뻗어 4걸음 기어간다.

바닥에서 무릎을 뗀 채로 앞으로 뻗으며 기어가듯 움직이는 동작. 전신의 근육을 골고루 자극하며 지구력을 강화할 수 있고, 특히 코어 근육을 발달하는 데 효과적이다.

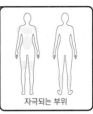

자극되는 부위

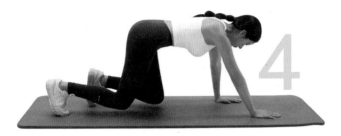

왼쪽 팔다리도 앞으로 뻗어 앞으로 움직인다.
같은 방법으로 양 팔다리를 4번씩 더 반복해 걸음을 완성한다.

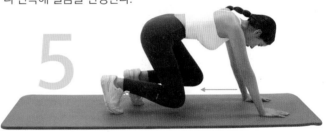

같은 방법으로 뒷걸음질 쳐 제자리로 돌아간다.

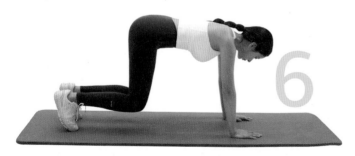

②번 자세로 돌아온 뒤 앞뒤로 8걸음씩 움직인다.
앞뒤로 움직여 40초간 반복한다.

**트레이너의 한마디**
호흡은 손이 바닥에 닿는 순간 내쉬고 다리가 교차할 때 들이마셔요.
크롤 동작은 보폭을 좁게 움직일수록 운동효과가 좋아요. 교차해서 움직이는 것이
익숙해지면 같은 쪽 팔다리를 함께 움직여 실시하세요.

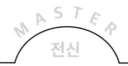

전신

# 버피 점프

10회 / 40초

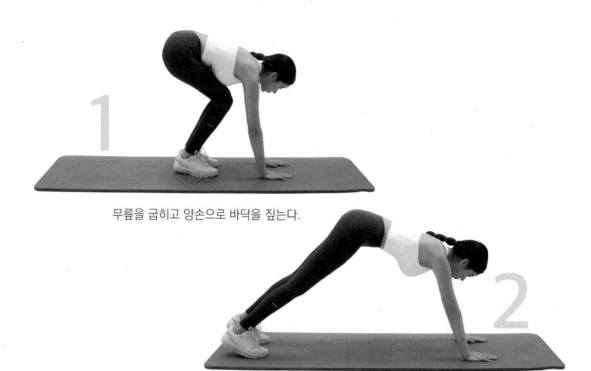

무릎을 굽히고 양손으로 바닥을 짚는다.

양발을 동시에 뒤로 뻗어 푸시업 자세를 만든다.

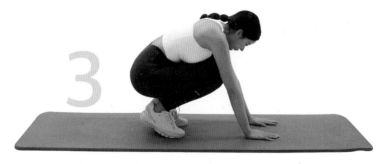

점프해 양발을 가슴 쪽으로 당겨온다.

# SAT

버피 동작 후 양팔을 머리 위로 들어 올린 채 제자리 뛰기까지 이어 하는 동작. 체지방을
연소시키며 전신의 근육을 고루 자극하는 데 효과적이다.

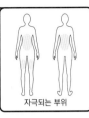

자극되는 부위

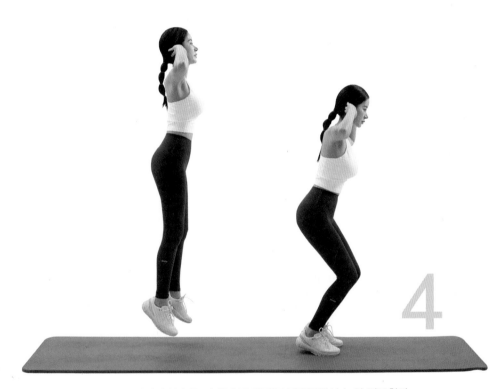

4

일어서면서 양손을 귀 옆으로 올리고 제자리에서 높이 점프한다.
동작을 연결해 40초간 반복한다.

**트레이너의 한마디** 호흡은 손으로 바닥을 짚을 때 내쉬고, 다리를 뒤로 뻗을 때 들이마시고,
다리를 가슴 쪽으로 당겨올 때 내쉬고, 일어서서 점프할 때 들이마셔요.

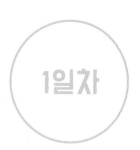

# 보디라인을 섹시하게 만드는
# 7일 비키니 도전 프로그램

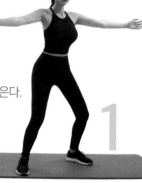

## 플라이 잭

제자리 뛰기하며 날갯짓 하듯
양팔을 크고 둥글게 벌렸다 모은다.
(상세동작 p.70)

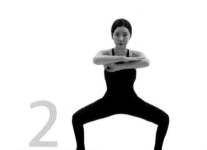

## 와이드 스쿼트

다리를 넓게 벌리고 무릎을
구부려 서서히 내려간다.
(상세동작 p.58)

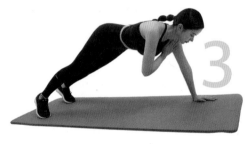

## 숄더 터치

푸시업 자세에서 한손씩
번갈아가며 반대편 어깨를 터치한다.
(상세동작 p.50)

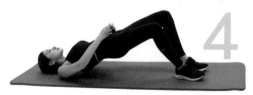

## 덤벨 힙 브리지

덤벨을 배 위에 올린 채 허리와
엉덩이를 들어 올린다.
(상세동작 p.236)

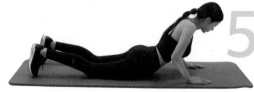

## 껌 푸시업

무릎을 바닥에 댄 채 상체를
아래로 내렸다 들어 올려
푸시업 한다. (상세동작 p.112)

단기 집중 프로그램을 통해 올여름 비키니에 도전해보자.
단 7일만에 보디라인을 섹시하게 가꿀 수 있다.

### 덤벨 프론트 스쿼트

양손에 덤벨을 하나씩 쥐고
무릎을 구부려 내려간다.
(상세동작 p.124)

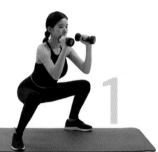

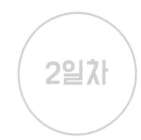

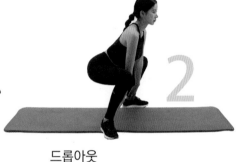

### 드롭아웃

다리를 넓게 벌려 와이드 스쿼트
자세를 취했다가 제자리 점프해
일어선다. (상세동작 p.122)

### 암 워킹 숄더 터치

양팔로 기어가 푸시업 자세를 만든
다음 한 손씩 반대편 어깨를 터치한다.
(상세동작 p.110)

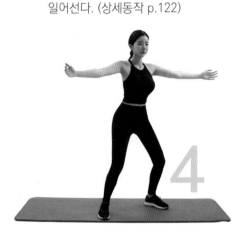

### 슬라이드 크런치

손바닥으로 허벅지를 밀며
상체를 말아 올린다.
(상세동작 p.94)

### 플라이 잭

제자리 뛰기하며 날갯짓 하듯
양팔을 크고 둥글게 벌렸다 모은다.
(상세동작 p.70)

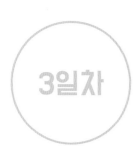

# 3일차

## 덤벨 스윙

넘벨을 양손에 쥐고 가슴 높이로
덤벨을 올렸다 다리 사이로
내려 보낸다. (상세동작 p.146)

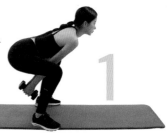

## 덤벨 루마니안 데드리프트

양손에 덤벨을 하나씩 쥐고
상체를 최대한 곧게 펴 내려간다.
(상세동작 p.212)

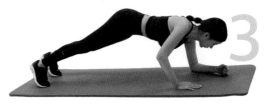

## 암 스텝

푸시업 자세에서 한쪽 팔씩 구부려
플랭크 자세를 취한다.
(상세동작 p.114)

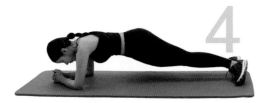

## 플랭크 레인보우

플랭크 자세에서 상체는 고정한 채
골반을 양옆으로 움직여 바닥에
닿을 듯 내려갔다 올라온다.
(상세동작 p.244)

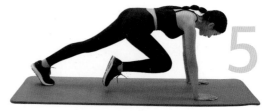

## 마운틴 클라이머

푸시업 자세를 유지하며 무릎을
한쪽씩 가슴 쪽으로 당겼다 내린다.
(상세동작 p.90)

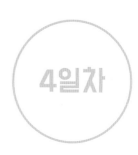

## 스케이터 점프

스케이트 타듯 무릎을 굽힌 뒤
한 발씩 양옆으로 점프해 착지한다.
(상세동작 p.130)

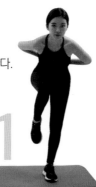

**1**

## 드롭아웃

다리를 넓게 벌려 와이드 스쿼트
자세를 취했다가 제자리 점프해
일어선다. (상세동작 p.122)

**2**

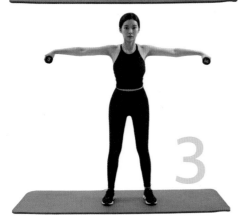

**3**

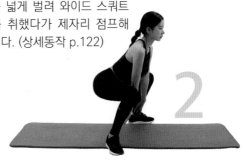

**4**

## 덤벨 래터럴 레이즈

양손에 덤벨을 들고 팔을 일직선으로
펴 옆으로 들어 올리고 내린다.
(상세동작 p.142)

## 덤벨 루마니안 데드리프트

양손에 덤벨을 하나씩 쥐고
상체를 최대한 곧게 펴 내려간다.
(상세동작 p.212)

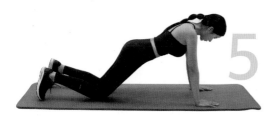

**5**

## 니 푸시업

바닥에 무릎을 대고 엎드린 채
팔꿈치를 굽혔다 내려 푸시업 한다.
(상세동작 p.184)

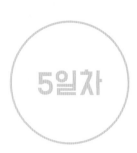

### 덤벨 스윙

덤벨을 양손에 쥐고 가슴 높이로
덤벨을 올렸다 다리 사이로 내려 보낸다.
(상세동작 p.146)

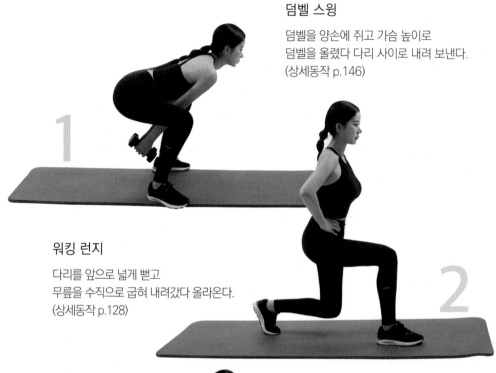

### 워킹 런지

다리를 앞으로 넓게 뻗고
무릎을 수직으로 굽혀 내려갔다 올라온다.
(상세동작 p.128)

### 덤벨 스티프 데드리프트

양손에 덤벨을 하나씩 쥐고 무릎을 살짝 굽혀
상체를 깊숙이 숙였다 올라온다.
(상세동작 p.126)

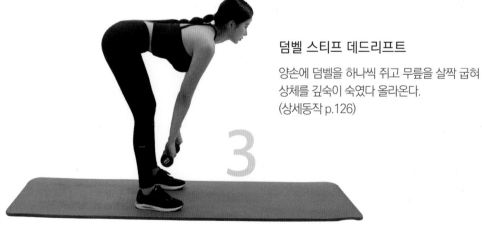

# 보디라인을 섹시하게 만드는
# 7일 비키니 도전 프로그램

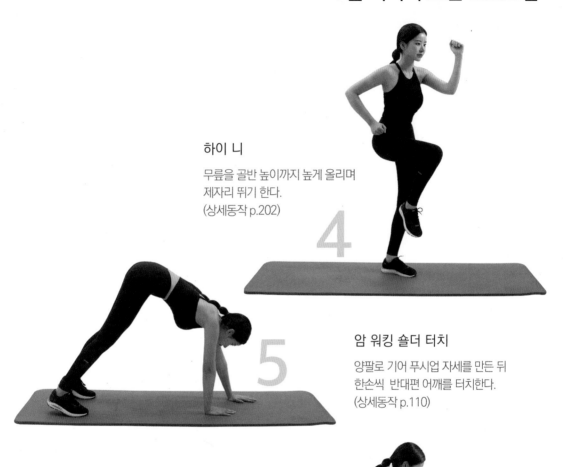

## 하이 니

무릎을 골반 높이까지 높게 올리며
제자리 뛰기 한다.
(상세동작 p.202)

## 암 워킹 숄더 터치

양팔로 기어 푸시업 자세를 만든 뒤
한손씩 반대편 어깨를 터치한다.
(상세동작 p.110)

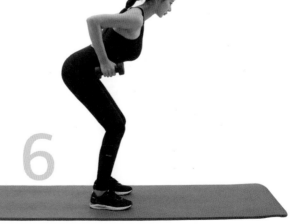

## 덤벨 벤트 오버 로우

양손에 덤벨을 쥐고 무릎을
조금 굽힌 채 양손에 든 덤벨을
등 뒤로 당겼다 내린다.
(상세동작 p.138)

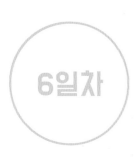

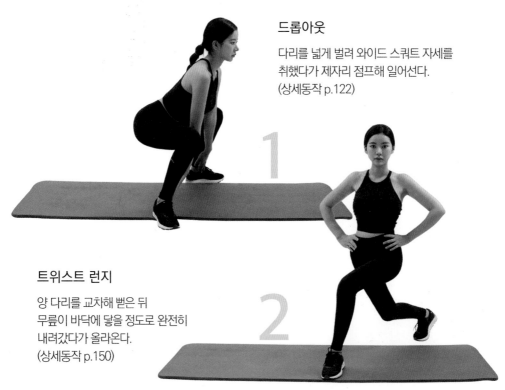

### 드롭아웃

다리를 넓게 벌려 와이드 스쿼트 자세를
취했다가 제자리 점프해 일어선다.
(상세동작 p.122)

### 트위스트 런지

양 다리를 교차해 뻗은 뒤
무릎이 바닥에 닿을 정도로 완전히
내려갔다가 올라온다.
(상세동작 p.150)

### 암 스텝

푸시업 자세에서 한쪽 팔씩 구부려
플랭크 자세를 취하고 다시 푸시업으로
돌아간다. (상세동작 p.114)

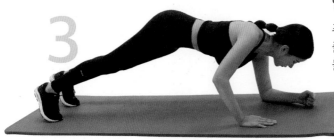

### 스키어

엎드린 자세에서 팔로 바닥을 짚고
양발을 모아 오른쪽 왼쪽으로 번갈아
점프한다. (상세동작 p.246)

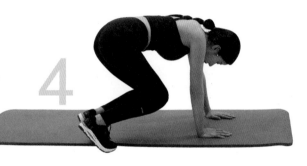

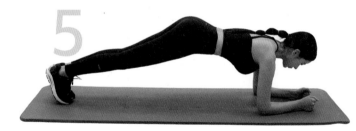

### 플랭크

팔꿈치로 바닥을 짚고
발 끝에 힘을 준 채 온몸을 들어 올려
버틴다. (상세동작 p.92)

### 크로스핏 싯 업

양발바닥을 붙여 앉은 자세로 허리 반동을
이용해 윗몸 일으키기 한다.
(상세동작 p.248)

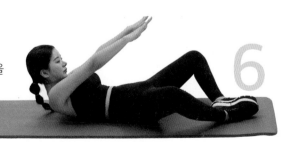

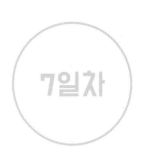

## 니 푸시업

바닥에 무릎을 대고 엎드린 채
팔꿈치를 굽혔다 내려 푸시업 한다.
(상세동작 p.184)

1

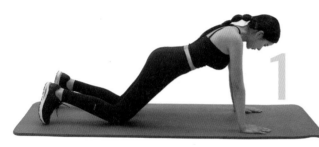

## 암 스텝

푸시업 자세에서 팔만 차례대로 움직여
플랭크 자세를 취하고 다시 푸시업으로
돌아간다. (상세동작 p.114)

2

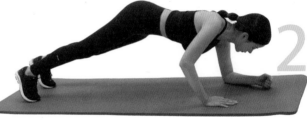

## 덤벨 스윙

덤벨을 양손에 쥐고 가슴 높이로
올렸다 다리 사이로 내려 보낸다.
(상세동작 p.146)

3

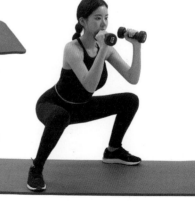

## 덤벨 프론트 스쿼트

양손에 덤벨을 하나씩 쥐고 무릎을
수직이 될 정도로 굽혀 내려간다.
(상세동작 p.124)

4

## 보디라인을 섹시하게 만드는
## 7일 비키니 도전 프로그램

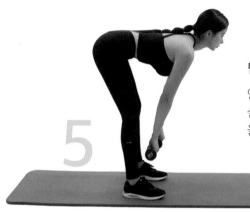

### 덤벨 스티프 데드리프트

양손에 덤벨을 하나씩 쥐고 무릎을
살짝 굽혀 상체를 깊숙이 숙였다
올라온다. (상세동작 p.126)

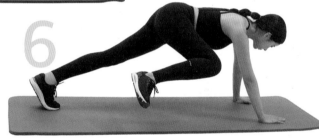

### 마운틴 클라이머 & 사이드

마운틴 클라이머 자세를 빠르게
반복한 뒤 한쪽 다리씩 번갈아
옆구리 쪽으로 끌어올렸다 내린다.
(상세동작 p.160)

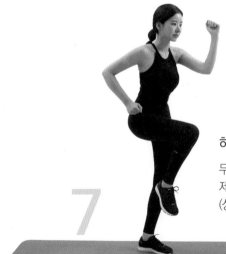

### 하이 니

무릎을 골반 높이까지 높게 올리며
제자리 뛰기 한다.
(상세동작 p.202)

## • 요리

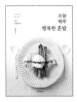

혼자서도 폼나게, 쉽고 간편하게
### 오늘 하루 행복한 혼밥

쉽고 맛있는 음식, 스타일리시한 비주얼이 특징인 혼밥
요리책. 푸드스타일리스트의 아이디어가 톡톡 튀는 친
숙하면서도 새로운 맛이 매력으로, 간편식부터 한 끼, 도
시락, 별식과 안주까지 다양한 메뉴를 담았다. 혼자 또는
친구나 연인과 함께 행복한 식사를 즐길 수 있다.

하영아 지음 | 176쪽 | 188×245mm | 13,800원

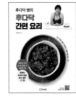

후다닥 쌤의
### 후다닥 간편 요리

구독자 수 37만 명의 유튜브 '후다닥요리'의 인기 집밥
103가지를 소개한다. 국·찌개, 반찬, 김치, 한 그릇 밥·
국수, 별식과 간식까지 메뉴가 다양하다. 저자가 애용
하는 양념, 조리도구, 조리 비법을 알려주고, 모든 메뉴
에 QR 코드를 수록해 동영상도 볼 수 있다.

김연정 지음 | 248쪽 | 188×245mm | 16,000원

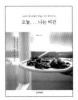

소문난 레스토랑의 맛있는 비건 레시피 53
### 오늘, 나는 비건

소문난 비건 레스토랑 11곳을 소개하고, 그곳의 인기 레
시피 54가지를 알려준다. 파스타, 스테이크, 후무스, 버
거 등 맛있고 트렌디한 비건 메뉴를 다양하게 담았다. 레
스토랑에서 맛보는 비건 요리를 셰프의 레시피 그대로
집에서 만들어 먹을 수 있다.

김홍미 지음 | 204쪽 | 188×245mm | 15,000원

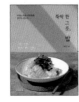

맛있는 밥을 간편하게 즐기고 싶다면
### 뚝딱 한 그릇, 밥

덮밥, 볶음밥, 비빔밥, 솥밥 등 별다른 반찬 없이도 맛있
게 먹을 수 있는 한 그릇 밥 76가지를 소개한다. 한식부
터 외국 음식까지 메뉴가 풍성해 혼밥으로 별식으로, 도
시락으로 다양하게 즐길 수 있다. 레시피가 쉽고, 밥 짓
기 등 기본 조리법과 알찬 정보도 가득하다.

장연정 지음 | 216쪽 | 188×245mm | 14,000원

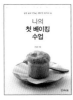

정말 쉽고 맛있는 베이킹 레시피 54
### 나의 첫 베이킹 수업

기본 빵부터 쿠키, 케이크까지 초보자를 위한 베이킹 레
시피 54가지. 바삭한 쿠키와 담백한 스콘, 다양한 머핀
과 파운드케이크, 폼 나는 케이크와 타르트, 누구나 좋
아하는 인기 빵까지 모두 담겨있다. 베이킹을 처음 시작
하는 사람에게 안성맞춤이다.

고상진 지음 | 216쪽 | 188×245mm | 14,000원

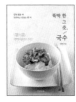

입맛 없을 때, 간단하고 맛있는 한 끼
### 뚝딱 한 그릇, 국수

비빔국수, 국물국수, 볶음국수 등 입맛 살리는 국수
63가지를 담았다. 김치비빔국수, 칼국수 등 누구나
좋아하는 우리 국수부터 파스타, 미고렝 등 색다른 외
국 국수까지 메뉴가 다양하다. 국수 삶기, 국물 내기 등
기본 조리법과 함께 먹으면 맛있는 밑반찬도 알려준다.

장연정 지음 | 200쪽 | 188×245mm | 14,000원

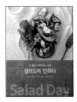

내 몸이 가벼워지는 시간
### 샐러드에 반하다

한 끼 샐러드, 도시락 샐러드, 저칼로리 샐러드, 곁들
이 샐러드 등 쉽고 맛있는 샐러드 레시피 64가지를 소
개한다. 각 샐러드의 전체 칼로리와 드레싱 칼로리를
함께 알려줘 다이어트에도 도움이 된다. 다양한 맛의
45가지 드레싱 등 알찬 정보도 담았다.

장연정 지음 | 184쪽 | 210×256mm | 14,000원

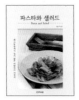

레스토랑에서 인기 많은 이탈리아 가정식
### 파스타와 샐러드

외식 메뉴로 인기인 파스타와 샐러드, 피자, 리소토 등
다양한 이탈리아 요리를 담았다. 우리 입맛에 잘 맞는 응
용 레시피와 정통 이탈리아 레시피를 함께 소개한다. 조
리법이 쉬울 뿐 아니라 파스타, 치즈, 허브 등의 재료와
맛내기 방법, 응용 팁까지 친절하게 알려준다.

최승주 지음 | 168쪽 | 188×245mm | 14,000원

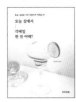

혼술집술을 위한 취향저격 칵테일 81
### 오늘 집에서 칵테일 한 잔 어때?

인기 유튜버 리니비니가 요즘 바에서 가장 인기 있고,
유튜브에서 많은 호응을 얻은 칵테일 81가지를 소개한
다. 모든 레시피에 맛과 도수를 표시하고 베이스 술과
도구, 사용법까지 꼼꼼하게 담아 칵테일 초보자도 실패
없이 맛있는 칵테일을 만들 수 있다.

리니비니 지음 | 200쪽 | 130×200mm | 14,000원

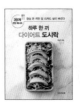

점심 한 끼만 잘 지켜도 살이 빠진다
### 하루 한 끼 다이어트 도시락

맛있게 먹으면서 건강하게 살을 빼는 다이어트 도시락.
영양은 가득하고 칼로리는 200~300kcal대로 맞춘 저칼
로리 도시락으로, 샐러드, 샌드위치, 별식, 기본 도시락
등 다양한 메뉴를 담았다. 다이어트 도시락을 쉽고 맛있
게 싸는 알찬 정보도 가득하다.

최승주 지음 | 176쪽 | 188×245mm | 15,000원

## • 취미 | DIY

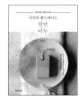

착한 성분, 예쁜 디자인
### 나만의 핸드메이드 천연비누
예쁘고 건강한 천연비누를 만들 수 있도록 돕는 레시피
북. 천연비누부터 배스밤, 버블바, 배스 솔트까지 39가지
레시피를 한 권에 담았다. 재료부터 도구, 용어, 팁까지
비누 만드는 데 알아야 할 정보를 친절하게 설명해 책을
따라 하다 보면 누구나 쉽게 천연비누를 만들 수 있다.
오혜리 지음 | 248쪽 | 190×245mm | 18,000원

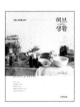

오늘, 허브를 심자
### 허브와 함께하는 생활
키우기 쉽고 활용도 좋은 허브 8가지를 골라 키우는
법과 활용하는 법을 소개한다. 건강관리, 미용, 요리 등
생활 전반에 다양하게 활용할 수 있다. 침출액, 팅크제,
찜질 등 구체적인 방법과 꼼꼼한 팁까지, 허브에 대한
알찬 정보가 가득하다.
야마모토 마리 지음 | 168쪽 | 172×235mm | 14,000원

건강한 약차, 향긋한 꽃차
### 오늘도 차를 마십니다
맛있고 향긋하고 몸에 좋은 약차와 꽃차 60가지를 소
개한다. 각 차마다 효능과 마시는 방법을 알려줘 자신에
게 맞는 차를 골라 마실 수 있다. 차를 더 효과적으로 마
실 수 있는 기본 정보와 다양한 팁도 담아 누구나 향기
롭고 건강한 차 생활을 즐길 수 있다.
김달래 감수 | 200쪽 | 188×245mm | 15,000원

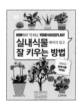

119가지 실내식물 가이드
### 실내식물 죽이지 않고 잘 키우는 방법
반려식물로 삼기 적합한 119가지 실내식물의 특징과 환
경, 적절한 관리 방법을 알려주는 가이드북. 식물에 대
한 정보를 위치, 빛, 물과 영양, 돌보기로 나누어 보다 자
세하게 설명한다. 식물을 키우며 겪을 수 있는 여러 문
제에 대한 해결책도 제시한다.
베로니카 피어리스 지음 | 144쪽 | 150×195mm | 16,000원

일상에서 벗어난 삶
### 오프 그리드 라이프
번잡한 도시에서 벗어나 자연에 독특한 집을 짓고 살아
가는 사람들의 이야기. 세계 곳곳에서 자신의 속도대로
사는 사람들과 그들의 집을 250여 컷의 사진에 담았다.
나무 위의 집, 컨테이너 하우스, 천막집, 보트 하우스,
트레일러, 밴 등 다양한 주거 형태를 보여준다.
포스터 헌팅턴 지음 | 천세익 옮김 | 248쪽
178×229mm | 16,000원

## • 자기계발 | 에세이

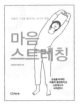

마음의 긴장을 풀어주는 30가지 방법
### 마음 스트레칭
불안이나 스트레스가 계속되면 긴장되고 마음이 굳어
진다. 심리상담사가 30가지 상황별로 맞춤 처방을 내
려준다. 뭉친 마음을 풀어 느긋하고 편안한 상태로 정
돈하는 마음 스트레칭이다. 마음 스트레칭을 통해 긍
정적이고 유연하며 자신감 있는 나를 만날 수 있다.
시모야마 하루히코 지음 | 184쪽 | 146×213mm | 13,000원

마음이 부서지기 전에 …
### 소심한 당신을 위한 멘탈 처방 70
인간관계에 어려움을 겪는 사람들을 위한 처방전. 정신
과 전문의가 70가지 상황별로 대처하는 방법을 알려준
다. 의사표현이 힘든 사람, 대인관계가 어려운 사람에
게 추천한다. '멘탈 닥터'의 처방을 따른다면 당신의 직
장생활이 편해질 것이다.
멘탈 닥터 시도 지음 | 312쪽 | 146×205mm | 16,000원

스무 살의 부자 수업
### 나의 직업은 부자입니다
어떻게 하면 돈을 모으고, 잘 쓸 수 있는지 방법을 알
려주는 돈 벌기 지침서. 스무 살 여대생의 도전기를 읽
다 보면 32가지 부자가 되는 가르침을 익힐 수 있다.
이제 막 돈에 눈을 뜬 이십 대, 사회초년생을 비롯해
부자가 되기를 꿈꾸는 당신에게 추천한다.
토미츠카 아스카 지음 | 256쪽 | 152×223mm | 15,000원

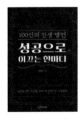

100인의 인생 명언
### 성공으로 이끄는 한마디
성공을 키워드로 하는, 유명인사 100인의 명언을 담은
책. 성공을 꿈꾸는 사람, 이제 막 시작하는 사람, 슬럼프
에 빠진 사람 등에게 희망과 용기를 주는 말들을 엄선해
모았다. 성공을 위해 노력하고, 결국 달성한 사람들의
사고방식을 명언을 통해 배울 수 있다.
김우태 지음 | 224쪽 | 118×188mm | 14,000원

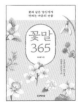

꽃과 같은 당신에게 전하는 마음의 선물
### 꽃말 365
365일의 탄생화와 꽃말을 소개하고, 따뜻한 일상 이야
기를 통해 인생을 '잘' 살아가는 방법을 알려주는 책. 두
딸의 엄마인 저자는 꽃말과 함께 평범한 일상 속에서 소
중함을 찾고 삶을 아름답게 가꿔가는 지혜를 전해준다.
마음에 닿는 하루 한 줄 명언도 담았다.
조서윤 지음 | 정은희 그림 | 392쪽
130×200mm | 16,000원

1:1 퍼스널 트레이닝을 집으로 옮겨 놓은
신개념 홈트레이닝 시크릿 다이어트

유익한 정보와 다양한 이벤트가 있는
리스컴 SNS 채널로 놀러오세요!

홈페이지
www.secretdietgym.com

블로그
blog.naver.com/leescomm

인스타그램
instagram.com/leescom

# 오늘부터
# 1일

지은이 | 김지훈

사진 | 이가은 (인스타그램@gan_vely)
모델 | 김묘정 (인스타그램@my.o_)

편집 | 김연주 이희진
디자인 | 이미정
마케팅 | 김종선 이진목
경영관리 | 서민주

인쇄 | 금강인쇄

초판 1쇄 | 2020년 8월 26일
초판 4쇄 | 2022년 2월 7일

펴낸이 | 이진희
펴낸 곳 | (주)리스컴
주소 | 서울시 강남구 밤고개로1길 10, 수서현대벤처빌 1427호
전화번호 | 대표번호 02-540-5192
          영업부 02-540-5193
          편집부 02-544-5922, 5933, 5944
FAX | 02-540-5194

등록번호 | 제 2-3348

ISBN 979-11-5616-191-2 13510
책값은 뒤표지에 있습니다.